新版

病理学総論

―医療系学生のための疾病学入門―

伊藤 慈秀 著

大学教育出版

はじめに

古くから病理学総論は疾病学（病気の学問）入門としての役割がある。病気の成り立ち、性格、経過など、病気自体の特徴を初心者に学ばせるのを目的に、医科大学はむろん、医療系大学・短大の多くの学科で病理学が必須科目となっている。本書は医療系学生が1セメスターの約30時間で病理学総論を学ぶためのテキストである。できるだけ難解な術語を用いず、病気の理解に必要な最小限の生理学や解剖学的事項の説明を加えつつ、病気を構成する**基本的パターン**を中心に記述している。医療系学生が卒業後、それぞれの専門業務に関連する病気を各論的に詳細に学ぶとき、この**病気の基本パターン**の理解が大いに役立つものと信じる。

病理学総論における伝統的な学習項目の順序にしたがうと、生体が受ける傷害と、生体がそれに対して示す防御反応が同一の章で述べられることがあり、初学者が混乱することがある。そこで本テキストでは、病変を**障害パターン**と**防御パターン**の2種類に整理して説明する。

現代医療ではアメリカ流の実務型医学が主流で、そこでは機械的・反射的な対応を求められることが多い。いきおい総論的思考方法よりは、各論的事実をいかに的確に利用するかが重視され、総論軽視・各論重視の傾向が一般化してきた。しかし情報が溢れる今日、玉石混淆の情報の中から的確な情報を取捨選択する能力が求められ、高度専門化した今日の医療分野においても総論の重要性が一段と再評価されるべきと私は考えている。

巻末付録の一つとして、管理栄養士、理学・作業療法士、言語聴覚士、臨床検査技師および看護師の**国家試験（病理学関連）過去問題集**とその予想解答を含めた。これら問題の多くは病理学総論の学習だけで答えられるが、一部に各論的問題もあるので、各自で学習されたい。

2003年4月

著者

(新版) 病理学総論

—医療系学生のための疾病学入門—

目　次

I．病気の特徴

1．病気の定義……7
2．病気の特徴……8
3．病気の経過と結果……8
4．病　因……9

II．傷害パターン

1．細胞傷害……11
(1) 萎　縮　11
(2) 変　性　13
(3) 異常物質の沈着　13
(4) 壊死・アポトーシス　23
(5) 個体の死と脳死　26
2．循環障害……26
(1) 充血・うっ血・バイパス循環　28
(2) 出　血　29
(3) 浮　腫　31
(4) 血栓と塞栓(症)　34
(5) 梗　塞　34
(6) ショック　34
3．腫　瘍……35
(1) 定義と特徴　35
(2) 種類と特徴　36
(3) 発癌のメカニズム　40
4．先天性異常……43
(1) 遺伝子・染色体異常　43
(2) 奇　形　44
5．老　化……47
(1) 老人性萎縮　47
(2) 老化が関係する脳疾患　47
(3) 老化が関係する心血管疾患　49
(4) 老化が関係する肺疾患　49
(5) 老化が関係する腎疾患　49
(6) 老化が関係する生殖器疾患　49
(7) 老化が関係する骨・関節疾患　49
(8) 高齢者に多い悪性腫瘍　50
(9) 高齢者疾患の特徴　50

III. 防御パターン

1．化生、肥大と過形成 …… 51

2．修復と再生、異物処理 …… 52

3．炎症 …… 54

(1) 意　義　54
(2) 炎症における滲出過程　54
(3) 炎症の種類　55
(4) 炎症の症状と経過　57

4．免　疫 …… 57

(1) 定　義　57
(2) 免疫担当細胞と免疫反応の２型　58
(3) アレルギーのタイプ　59
(4) 免疫不全　59
(5) 自己免疫疾患　59
(6) 移植免疫　61

IV. 付　　録

1．生体構成レベル …… 62

2．病理総論用語集 …… 63

3．病理学に関する国家試験過去問題集 …… 67

索　　引 …… 111

凡　例

文章の簡潔化のため以下の記号を、それぞれ下記のような意味で用いた。

→：A→Bなら、「原因Aにより Bが生じる」か「Aの次にBが続く」
←：A←Bなら、「現象Aは原因Bによる」
↑：「増加」、「機能亢進」
↓：「減少」、「機能低下」
------→：A------→Bなら、「Aから何段階かの変化を経て最終的にBへ移行」

I．病気の特徴

1．病気の定義

・「病気とは何か」を短く説明することは難しい。病気は「健康でないことである」と定義する人もあるが、その健康の定義がさらに難しく、コロンブスの卵となる。WHO（世界保健機構）による健康の理想像では表1のように、健康には社会的適応も必要としている。

表1　WHOの健康の定義

1946年 WHOは憲章の前文に健康の理想像を以下のように定義した。 ・「健康とは、肉体的、精神的ならびに社会的に完全に良好な状態で、単に病気や病弱でないということではない」 ・「健康はすべての人間の基本的権利であり、政府はその国民の健康に対して責任を負うものである。

・古くから、フランスの生理学者クロード・ベルナール（19世紀半ば）によって提唱された**ホメオスタシス**（homeostasis＝生体内の諸機能相互のバランス）が維持されなくなった状態が病気とする考えがあり、20世紀前半には W. B. キャノンによって諸臓器の生理的レベルでもこの考えを適用できることが実証された。

・病気は患者にとっては、いろいろな傷害によって起こる身体内の異常を臨床的に表現した苦痛といえる。この異常は身体構造上のこと、機能上のこと、あるいは両方にまたがることがあり、苦痛はさまざまで、まったく感じないものから死に至るものまである。

・なお健康者は、有害な環境因子（後述）に対していろいろな適応力を持つが、この適応力を欠く場合に病気が起こることがある（適応の失敗：高山病におけるヘモグロビン、紫外線照射における皮膚のメラニン、微生物感染における免疫抗体など）。

・以上、病気はあるタイプの**傷害に対する生体の反応パターン**といえよう。

2．病気の特徴

・すべての病気にはそれぞれ特徴がある。しかしどんな病気も、原因（**病因**）、**発病メカニズム**、**病理像**（病変自体の特徴）と**臨床像**があり、ときには**合併症**や**続発症**を伴う。
・それぞれの病気には一定の**予後**（回復の予想、病気の結果）や**発病頻度**がある。

・それぞれの病気は、病理像や臨床像が他と異なる特徴を示すことが多く、それら特徴が病気分類の基礎になることが多い。しかし病因や発病メカニズムについては、必ずしもその病気のみに特徴的というわけではない。すなわち多様な病因やメカニズムから1つの病気が成り立つことがある。

・病気（disease）は**疾病**（シッペイ）ともいう。また、限定した臓器や系統の病気に対しては**疾患**という言葉が用いられることが多い。

3．病気の経過と結果

・病気には大まかにみて、**急性経過**（短時間で終わる）するものと、**慢性経過**（長期間継続する）するものがある。急性経過するものには、患者がすぐに回復するものと、逆に病気がきわめて悪性なために、患者が短期間内に死亡するものがある。慢性経過の患者には短期間内での死亡はないが、長い病悩期間の問題や、長期病悩後に予後不良な例も少なくない。一般に急性経過する病気は短期間内に発病する傾向があり、慢性経過する病気は長期間かかって発病する傾向がある。

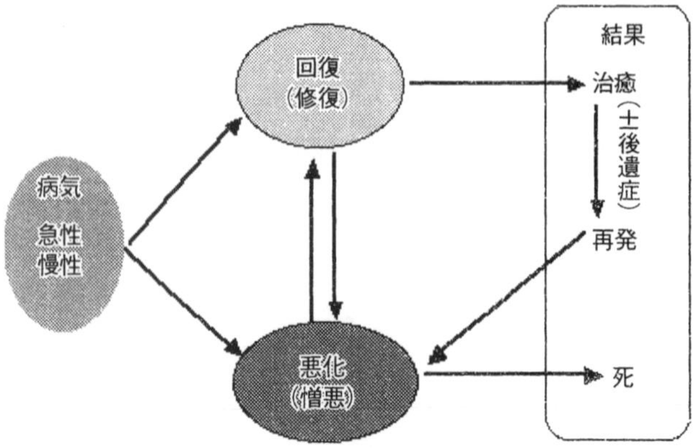
結果
回復
(修復)
治癒
(±後遺症)
病気
急性
慢性
再発
悪化
(憎悪)
死

図1　病気の経過と結果

・病気の経過は、治癒または死に向かって直線的に進行するのではなく、図1のように、回復途中や治癒後に再び**悪化**することがあり、後者は**再発**と呼ばれる。病気が回復に向かわず、悪化から患者の**死**に至ることも少なくないが、この場合でも途中から一時的に回復に向かうことがある。再発した病気は、再び悪化を経て患者の死をもたらすことと、回復過程を経て再び治癒することがある。

4．病　因

・病気の原因（病因）は、身体外からくる**外因**と、身体自体に由来する**内因**に分けられ、それぞれ下記ようなものが要因となり得る。

・発病には外因（**環境要因**）と内因（**遺伝子要因**）の両者が種々の割合で関係することが多く、図2のように単独病因よりも複合病因が関係することが多い。遺伝子要因のみで発病するものが**遺伝病**で、多くは出生前にすなわち先天性に発病する。遺伝子要因の多くは親より受け継ぐが、まったく後天的（出生後）に種々の環境要因から新たな異常をきたしたものがある。

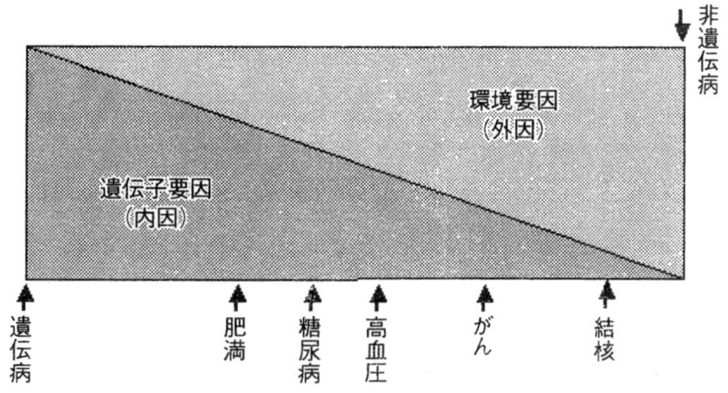
非遺伝病
環境要因
（外因）
遺伝子要因
（内因）
遺伝病
肥満
糖尿病
高血圧
がん
結核

図2　病因における外因と内因の関係

(1) 外因（環境要因）

① 栄養障害：栄養過多、飢餓、栄養失調（ビタミン、アミノ酸、蛋白、酸素、水、ミネラルなど）

② 物理的傷害：外傷、温度、気圧、音波、電気、紫外線、放射線など

③ 化学的傷害：化学物質・公害物質、薬物など

④ 生物的傷害：感染症（細菌、ウイルス、寄生虫など）

(2) 内因（遺伝子要因）

① 一般的素因：年齢、性、臓器など

② 病的素因：遺伝子関連性（代謝障害、アレルギー素因、がん素因など）

(2) 補病気の性差

男性に多い疾患	女性に多い疾患
動脈硬化症	鉄欠乏性貧血
脳出血・心筋梗塞	手術後血栓症
肝硬変	胆石症・急性膵炎
胃癌・肺癌・腎癌・膀胱癌	骨粗鬆症・ケロイド
	自己免疫疾患（橋本病、バセドウ病、RA、SLEなど）
	甲状腺癌・胆嚢癌

II. 傷害パターン

1．細胞傷害（退行性病変）

ヒトの身体を構成する約60兆個の細胞は、それぞれの目的に応じていろいろな適応力を持つ。このため細胞は、いろいろな障害や逆境に対して、その生理的適応力を用いて対処することができる（**細胞適応**）。細胞適応は細胞形態の変化からみると、萎縮か肥大で、後者の肥大は防御反応と解釈される（図 3）。

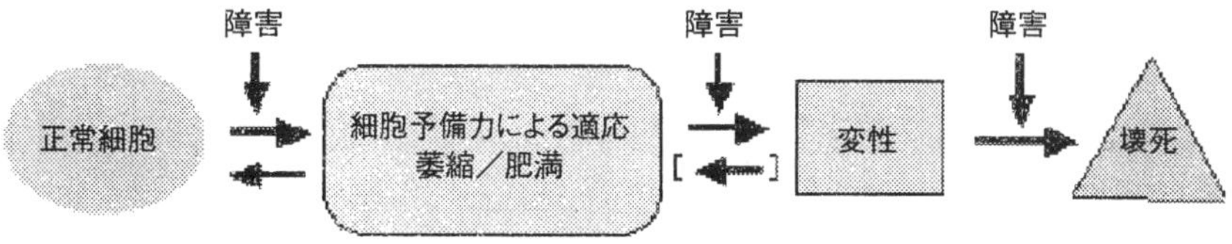
障害
障害
障害
正常細胞
細胞予備力による適応
萎縮／肥満
変性
壊死

図3　細胞障害の過程

(1) 萎　縮

完全に分化・成熟した細胞が、その容積を減らして適応する現象を萎縮という（図 4）。普通機能低下を伴い、逆境下の生存を目的とする。このため、細胞萎縮は防御反応の 1 つとも解釈され得るが、まれならず細胞の変性、壊死につながり（図 3）、初期の細胞傷害とみなされる。

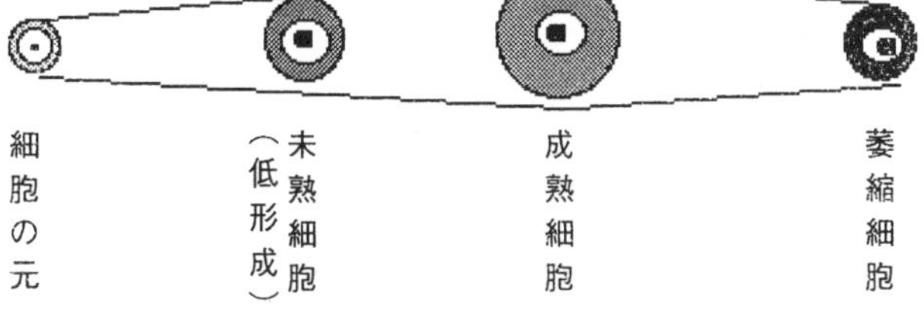
細胞の元
未熟細胞（低形成）
成熟細胞
萎縮細胞

図4　細胞萎縮の容積変化

a．飢餓萎縮

栄養不足などで生体の**同化作用**（摂取した物質を自己に有用なものに作り変える）が低下したときに起こり、全身性萎縮を呈する。特に脂肪組織の萎縮は強く、含有脂肪の90％までが失われる。骨格筋（手足ほかの随意筋＝横紋筋）も容易に萎縮し、容積の40％までが減少する。

b．消耗性萎縮（悪液質性萎縮）

異化作用（生体を構成する複雑物質が単純な物質に分解）が亢進する消耗性疾患、すなわち悪性腫瘍や重症感染症などで発生する全身性萎縮。悪性腫瘍では**悪液質**と呼ばれる、栄養不良、衰弱、皮膚色素沈着など↑←トキソホルモン、有毒物質の産生によると推定。

c．老人性萎縮（生理的萎縮）

老化のメカニズムは不明。老化による全身性萎縮には動脈硬化症による血液供給の低下、飢餓萎縮や下記の無為萎縮などの関係が考えられる。心筋の萎縮ではリポフスチンという褐色色素の沈着を伴うことがある（**褐色萎縮**）。ホルモンの生理的減少により、胸腺は思春期以後、子宮や卵巣は閉経後に目立って萎縮する。

d．無為萎縮（廃用萎縮）

使わない臓器が萎縮するもので、骨格筋、乳腺ほかホルモン支配臓器にみられる。脳も例外でないので、注意が必要。

e．圧迫萎縮

中等度の圧迫が一定期間臓器に作用すると、血流障害や非動化が原因で局所性萎縮が発生する。尿管結石→腎盂拡張（**水腎症**）→腎組織の圧迫萎縮（図５）、**動脈瘤**（動脈壁の一部がこぶ状に突出）→隣接骨の圧迫萎縮など。

褥瘡（床ずれ）：長期仰向けの臥床→尾仙骨部（お尻の割れ目の上部）皮膚・軟部組織の圧迫萎縮→壊死→**潰瘍化**（＝組織の欠損）。褥瘡の発生要因は局所の血流障害、汚染、自律神経障害、全身生活力の低下など。

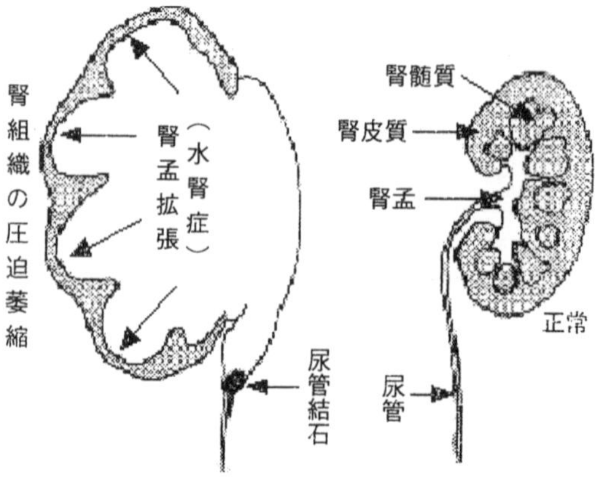
腎組織の圧迫萎縮
（水腎症）
腎盂拡張
尿管結石
腎髄質
腎皮質
腎盂
正常
尿管

図5　尿管結石→腎盂拡張→腎組織の圧迫萎縮

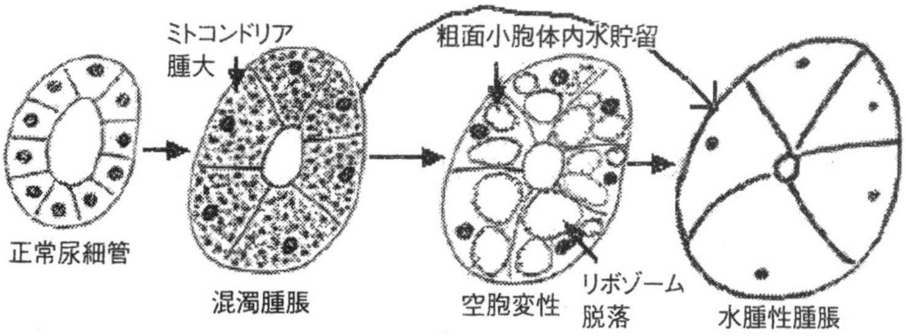
ミトコンドリア
腫大
粗面小胞体内水貯留
正常尿細管
混濁腫脹
空胞変性
リボゾーム
脱落
水腫性腫脹

図6　細胞変性過程：連続的変化

(2) 変　性

細胞自体の真の変性には混濁腫脹、水腫性腫脹と脂肪変性の3種類があるが、前2者は連続的変化であり（図6）、実質的には2種類である。真の細胞変性ではなく、細胞内外における種々の異常物質の沈着も**広義の変性**とされることが多い。それらは異常物質の沈着として別に述べる。

a．細胞腫脹（混濁腫脹）

種々の原因で、細胞のエネルギー産生工場であるミトコンドリアが傷害を受けると、それらは光学顕微鏡で容易に認められるほど腫大する。このため細胞質は不透明に混濁する。尿細管上皮など上皮細胞の初期変性像（図6）。

b．水腫性腫脹（変性）

ミトコンドリア傷害で細胞エネルギーが低下すると、細胞膜を通してのポンプ作用が低下し、細胞内全体に水が貯留する（図6、例；高張液輸液時の尿細管上皮、急性肝炎時の肝細胞）。血液カリウムの減少があると、尿細管上皮細胞では粗面小胞体（タンパク質合成工場のリボゾームが表面に付着した小袋）内に水が貯留して、それが空胞状に拡張・リボゾーム脱落が起こる＝**空胞変性**（図6、実際は水を入れている）。

c．脂肪変性（変化）

脂肪細胞でない細胞内に脂肪が出現する状態。アルコール傷害などにより肝細胞でしばしば発生する。**脂肪肝**（肝細胞の高度脂肪変性）では、肝臓全体が肉眼的にも黄色く腫大する。

cf. 脂肪細胞内の脂肪含有量が増えた状態＝**肥満**

(3) 異常物質の沈着

細胞内外に異常物質が沈着するのは物質代謝異常を基礎にすることが多い。したがってこれらの病気はしばしば物質代謝障害として分類される。しかしどんな病気もその発生段階で物質代謝障害を伴わないものはほとんどなく、このような分類は必ずしも厳密なものではない。

A. 核酸・タンパク質代謝異常

1）痛　風

核酸の代謝障害が原因。核DNA中のプリン塩基（アデニン、グアニン）が分解すると、尿酸となって尿より排出する。このため核酸分解↑か、尿への排出↓があれば→**高尿酸血症**↑→組織内に尿酸ナトリウム塩沈着→異物肉芽反応＝**痛風結節**（図7）。多くは遺伝的素因があり、男子に好発する（一次性痛風）。まれには、細胞崩壊が亢進する病気（白血病など）や種々の腎障害で上記のメカニズムから**二次性痛風**が発生。細胞核が豊富な肉類の摂取は病気を増悪する。足指の関節部に好発（図8）。

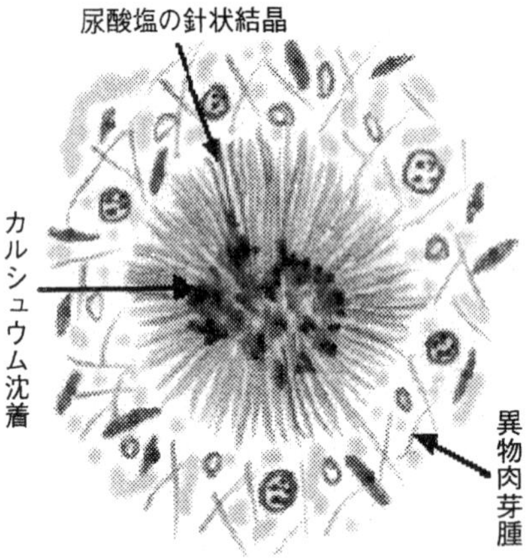
尿酸塩の針状結晶
カルシュウム沈着
異物肉芽腫

図7　痛風結節

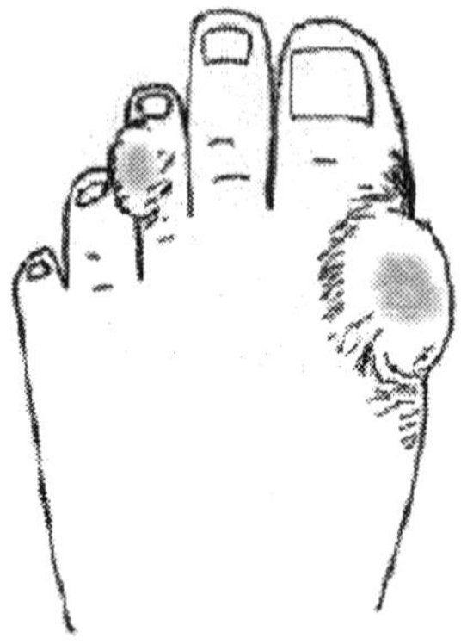

図8　足指の痛風

2）アミロイド症（アミロイドーシス）

澱粉に類似した無構造物質が細胞間に沈着する病気。化学組成は、γ-グロブリン近縁の糖蛋白（AL蛋白）、起源不明のもの（AA蛋白）、プレアルブミン関連のもの（AF蛋白）、β_2ミクログロブリン関連のもの（血液透析性）など多様。なお未知のものも多い。アミロイドは非分岐性の細線維からなり（図10）、その同定は、コンゴー・レッド染色の組織標本で緑色偏光性の証明による。病型は表2のものが代表的。全身性が多いが、局所性のものもあり、傷害は続発型が最大。

表2　アミロイドーシスの病型

病　型	特　徴	蛋白型	沈着部位
原　発　型	原因不明、関連基礎疾患なし	AL	心臓、血管、筋肉、脂肪組織など
続　発　型	結核、リウマチ、悪性腫瘍などに合併	AA	腎（図9）、肝、脾、消管、内分泌腺など
多発性骨髄腫	随伴型	AL	原発型と同様
家　族　型	日本ではまれ（常染色体性優性遺伝）	AF	末梢神経に多発
限　局　型	舌、喉頭・気管、心臓、脳などに限定	Asc、βアミロイドなど	

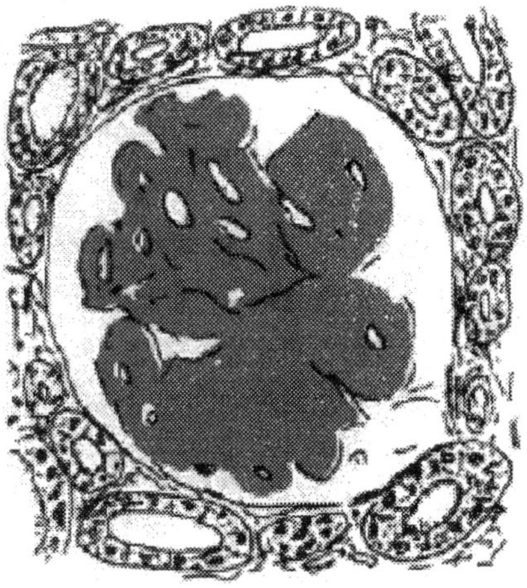

図9　アミロイド腎（糸球体病変）

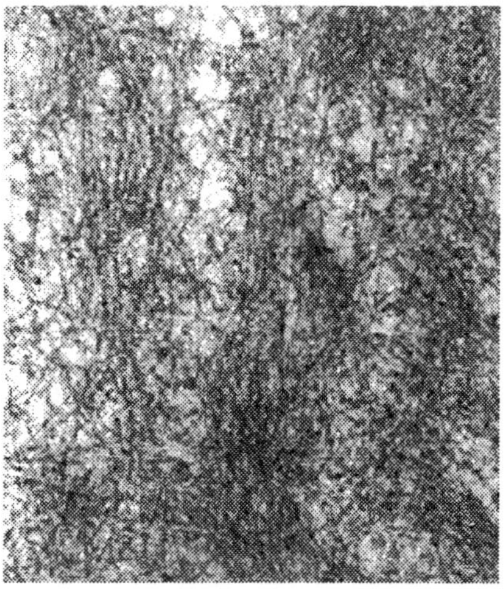

図10　アミロイド線維の超微形態
（径8nm、長さ30～1000nm）

B. 脂質代謝異常

1）高脂血症

血液中の4種類の脂質（中性脂肪・コレステロール・リン脂質・遊離脂肪酸）の1つまたはそれ以上が増加する状態。これら脂質はお互いに組み合わされ、さらに蛋白質と結合している（**リポ蛋白**、図11）。病型は以下の2型。

- **本態性（家族性）高脂血症**＝原因不明、遺伝性？
- **続発性高脂血症**＝**糖尿病**、**甲状腺機能低下症**、**ネフローゼ症候群**（多量の蛋白尿ほかを伴う腎障害）などに合併。

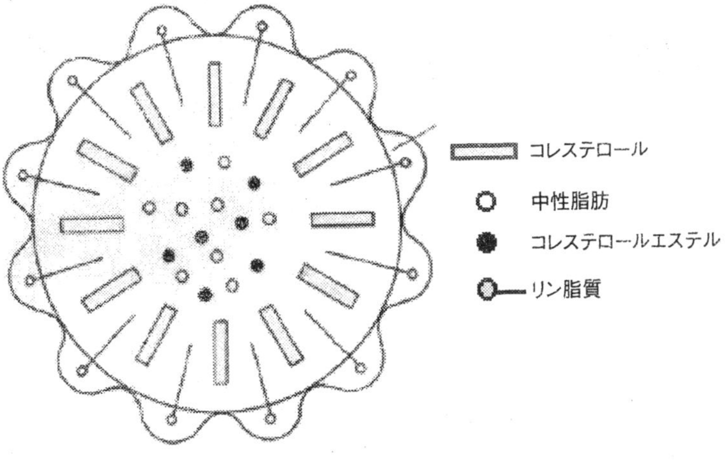
コレステロール
中性脂肪
コレステロールエステル
リン脂質

図11　リポ蛋白の図解

＜**リポ蛋白**の組成の違いによる生理作用の差異＞

・**低比重リポ蛋白**（LDL、通称“**悪玉コレステロール**”、コレステロール成分↑）→動脈壁内コレステロール沈着↑→**動脈硬化症**↑

・**高比重リポ蛋白**（HDL、通称“**善玉コレステロール**”、タンパク質成分↑）→動脈壁内コレスロール沈着↓→**動脈硬化症**↓

２）**動脈硬化症**

まず、動脈内膜内に血流に沿うすじ状の**脂肪斑**（コレステロール、中性脂肪など）が沈着（図12）→脂肪斑↑→沈着部内膜の壊死（**黄色粥状化＝アテローム**）、周囲内膜の線維性肥厚（ヒアリン化）、内弾性板の崩壊など発生（**アテローム硬化症**、図13）→石灰化、内膜表面粗造化→**血栓**（血管内凝血塊）の付着。

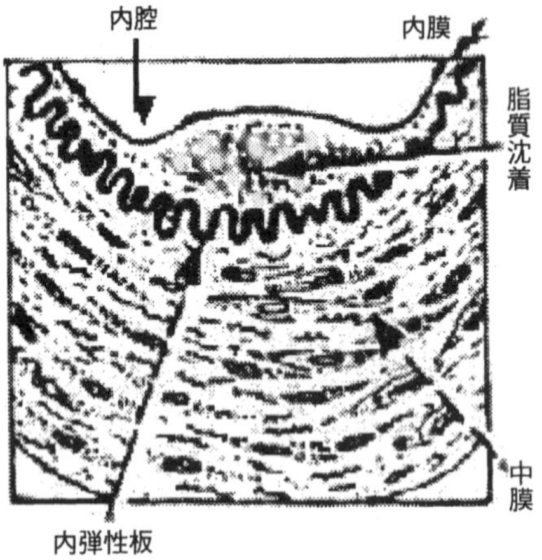
内腔
内膜
脂質沈着
中膜
内弾性板

図12　動脈アテローム硬化の初期

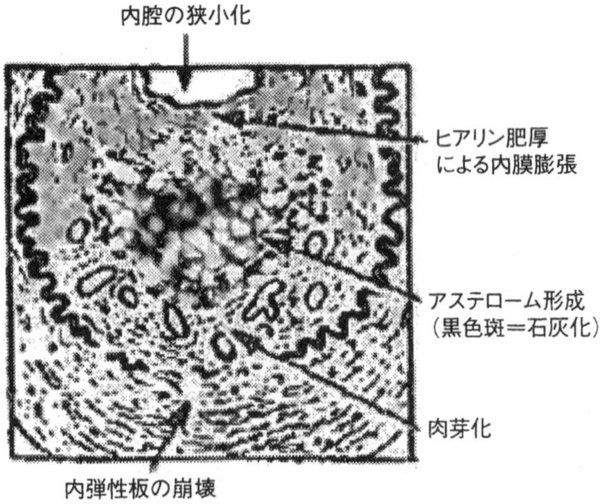
内腔の狭小化
ヒアリン肥厚
による内膜膨張
アステローム形成
（黒色斑＝石灰化）
肉芽化
内弾性板の崩壊

図13　動脈アテローム硬化の進行

C. 糖質代謝異常

食物中の澱粉（多糖類）は膵臓・唾液腺からのアミラーゼによりブドウ糖、果糖などの単糖類に分解され、小腸粘膜絨毛から吸収されて血中ブドウ糖（血糖）となる。

1）糖尿病

・**血糖**（正常値約100mg/dl）

膵臓ランゲルハンス島のβ細胞から分泌される**インスリン**の作用により各細胞内に運ばれ、エネルギー源として利用される。

・インスリン作用が低下（欠乏ないし作用阻害による）すると→エネルギー源としての利用↓→血糖値↑、**グリコーゲン**（**糖原**）への転化↑→肝、筋肉などに貯蔵↑。血糖の調節は図14に示すように、インスリン以外のホルモンにも支配され、また脂肪細胞がインスリン作用阻害物質を産生することも知られている。

・**高血糖**（180mg/dl以上で尿糖出現）継続→糖尿病発症→蛋白、脂質代謝異常合併。

低血糖（70mg/dl以下）→肝グリコーゲンの放出――――→昏睡

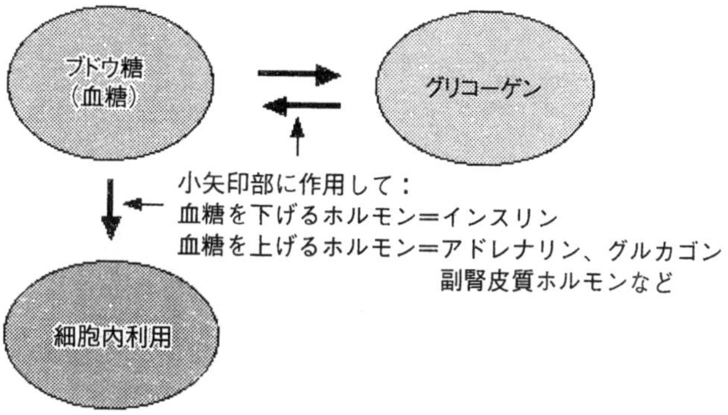
ブドウ糖
（血糖）
グリコーゲン
小矢印部に作用して：
血糖を下げるホルモン＝インスリン
血糖を上げるホルモン＝アドレナリン、グルカゴン
副腎皮質ホルモンなど
細胞内利用

図14　血糖の調節

2）病　型

① **インスリン依存性糖尿病（若年型）**

20歳以下に多く、治療にインスリン投与が必要。β細胞が減少し、インスリン絶対量が不足。発病には自己免疫機序やウイルス感染の関連が示唆されている。

② **インスリン非依存性糖尿病（成人型）**

成人病として起こる通常の糖尿病（糖尿病の90％以上）。インスリンの分泌異常よりも、インスリンに対する細胞の反応性障害で発生。治療にはインスリンを必要としない。肥満を伴いやすい。

3）病理学的変化＝**糖尿病性微小血管症**

微小血管壁に異常な糖蛋白質が沈着（＝糖化 glycation）↑→血管内腔の狭窄・閉鎖（図15)。

① **糖尿病性腎症（糸球体硬化症）**

長期罹患者の腎臓の糸球体毛細血管壁を中心に上記の微小血管症発生（図16）→ネフローゼ症候群を呈すること多く、糖尿病死因の第2位。

② **糖尿病性網膜症**

網膜に上記の微小血管症発生→小瘤状拡張→周囲網膜組織の変性、出血など。

③ **動脈アテローム硬化症**

高脂血症の合併などから、大小動脈で高度に促進→**冠状動脈硬化症↑→心筋梗塞↑**（非糖尿病者の10倍も、糖尿病死因の第1位)。

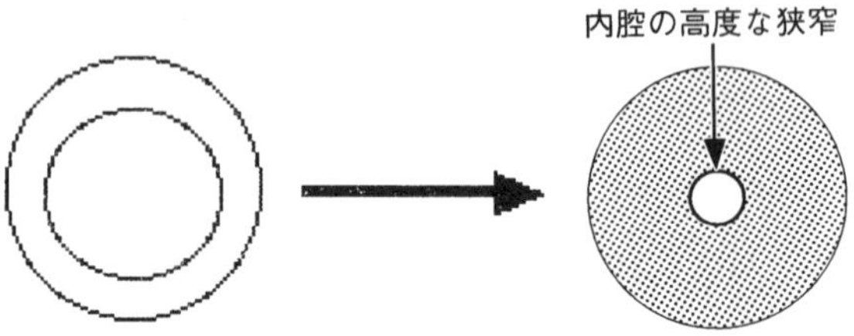
内腔の高度な狭窄

図15　微小血管壁の糖化による肥厚

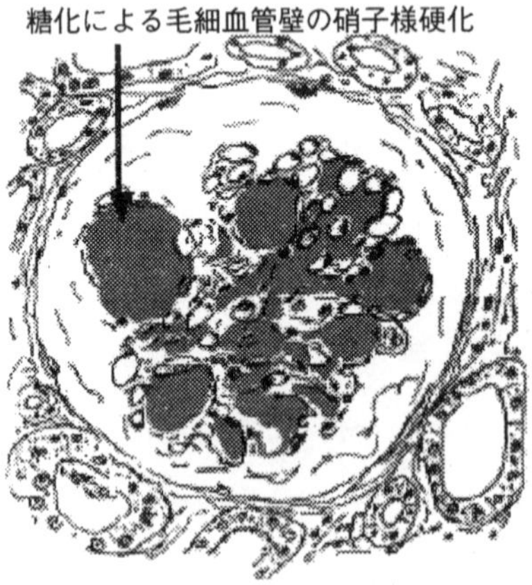
糖化による毛細血管壁の硝子様硬化

図16　糖尿病性糸球体硬化症

D. 色素代謝異常

1）**黄　疸**

ビリルビン（胆汁色素）は赤血球ヘモグロビン（Hb）を起源とする。血中ではアルブミンと結合して（**非抱合型・間接型ビリルビン**)、肝細胞内へ運ばれ、そこでグルクロン酸抱合

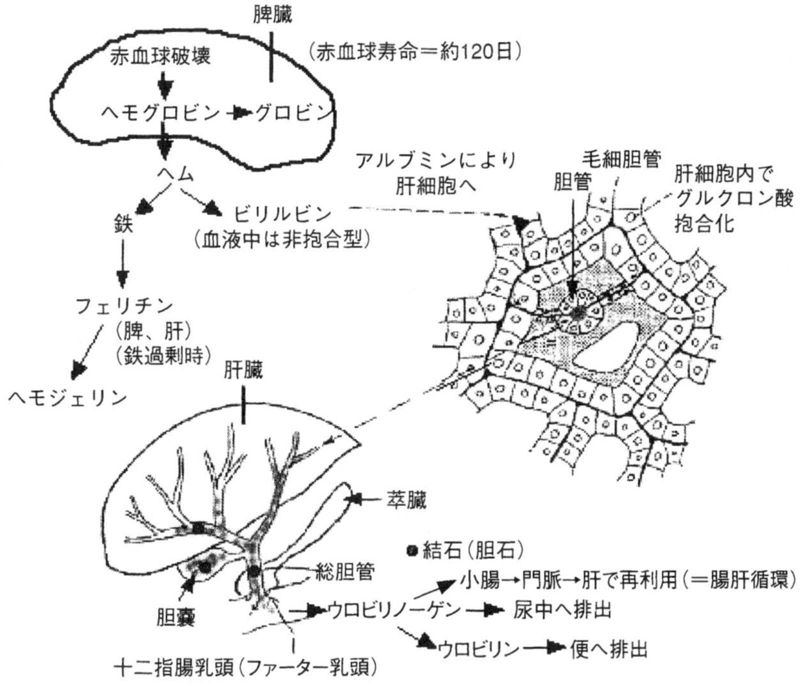
脾臓
（赤血球寿命＝約120日）
赤血球破壊
ヘモグロビン
グロビン
ヘム
鉄
ビリルビン
（血液中は非抱合型）
フェリチン
（脾、肝）
（鉄過剰時）
ヘモジェリン
肝臓
アルブミンにより
肝細胞へ
毛細胆管
胆管
肝細胞内で
グルクロン酸
抱合化
萃臓
結石（胆石）
総胆管
小腸→門脈→肝で再利用（＝腸肝循環）
胆嚢
ウロビリノーゲン
尿中へ排出
ウロビリン
便へ排出
十二指腸乳頭（ファーター乳頭）

図17　ビリルビン代謝過程

を受けて（**抱合型・直接型ビリルビン**として）胆汁成分となる。胆管を経て（胆嚢内に貯蔵後）十二指腸乳頭部から腸内へ排泄される（図17）。血中ビリルビン↑（＝**高ビリルビン血症**、普通 2 mg/dl以上）→全身組織に沈着し、黄色く染まる。

＜黄疸の分類＞

①　**溶血性黄疸**

赤血球破壊（溶血）→血中Hb↑→脾臓ほかで肝処理能力以上のビリルビン産生↑→血中非抱合型ビリルビン↑→黄疸。（例）溶血を起こす血液疾患；**新生児黄疸**、**胎児赤芽球症**、各種の**溶血性貧血**など。

②　**肝細胞性黄疸**

はじめ壊死巣の毛細胆管から抱合型ビリルビンが血中へ逆流↑→黄疸。ついで肝細胞障害↑→グルクロン酸抱合↓→血中非抱合型ビリルビン↑→黄疸。（例）**急性肝炎**、**肝硬変**など。

③　**閉塞性黄疸**

肝臓内外の**胆道**（細胆管→肝内胆管→肝外胆管→総胆管→十二指腸乳頭）の機械的閉塞↑→胆汁排泄障害↑→血中へ逆流する抱合型ビリルビン↑→黄疸。胆汁うつ滞による肝細胞傷害↑→**胆汁性肝硬変**。（原因疾患例）**胆石**、**胆道癌**、**肝臓癌**、**膵頭部癌**、**薬物性肝傷害**など。

2）メラニン代謝異常

メラニンは暗褐色、顆粒状色素で、生理的には表皮、毛、網膜、虹彩・毛様体、脳軟膜・黒質、粘膜などに存在。生成；メラノサイトのメラノソーム内で、チロジン＋チロジナーゼ酵素作用→ジヒドロオキシフェニールアラニン（DOPA）／＋ DOPA酸化酵素作用→キノン型／＋ 蛋白重合- - - →？ - - - →メラニン。

＜代謝調節＞

紫外線などの刺激に対して、脳下垂体からのメラノサイト刺激ホルモン（MSH）がメラニン産生促進し、副腎髄質ホルモン（アドレナリンなど）と皮質ホルモン（鉱質コルチコイド）が直接・間接に抑制する（図18）。

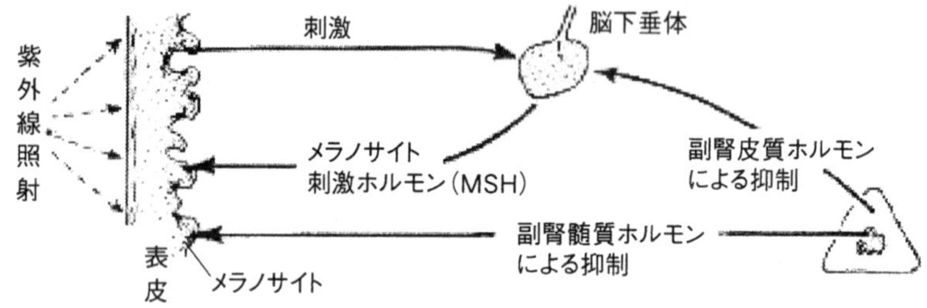
紫外線照射
刺激
脳下垂体
メラノサイト
刺激ホルモン(MSH)
副腎皮質ホルモン
による抑制
副腎髄質ホルモン
による抑制
表皮
メラノサイト

図18　メラニン代謝の調節

＜病変例＞

① **色素性母斑**

いわゆる「ほくろ」病巣の多くはこれ。メラノサイト起源の母斑細胞（先天性組織異常）がメラニンを過剰産生。

② **黒色腫（メラノーマ）**

メラノサイト由来の悪性腫瘍、有色人種では白人種に比べまれ。

③ **アジソン病**

副腎病変で皮質機能↓→副腎皮質刺激ホルモン（ACTH＝MSH?）↑→皮膚・口腔粘膜メラニン産生↑。

④ **白子症（アルビニズム）**

メラニンは、血中アミノ酸「フェニールアラニン」から多くの代謝過程を経て形成される。この代謝に必要な酵素がどの段階で欠損しても、メラニン産生が障害され、全身にメラニン色素を欠いて白子が発生する。第１段階、すなわちフェニールアラニンをチロジンへ転化させるフェニールアラニン水酸化酵素が欠損（＋）→フェニールアラニンが血中↑→脳傷害、フェニールケトン尿、白子など（＋）＝**フェニールケトン尿症**。

3）鉄代謝異常

・生理的に鉄は図19のように、食物からFe^{++}として小腸粘膜を経て摂取。しかし身体に鉄

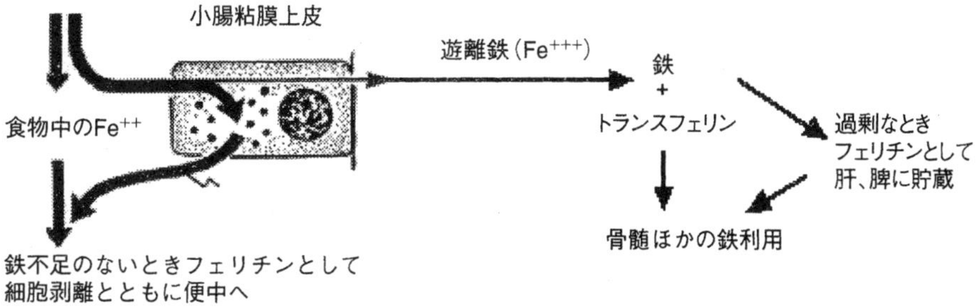
小腸粘膜上皮
遊離鉄（Fe+++）
鉄
+
トランスフェリン
食物中のFe++
過剰なとき
フェリチンとして
肝、脾に貯蔵
骨髄ほかの鉄利用
鉄不足のないときフェリチンとして
細胞剥離とともに便中へ

図19　鉄代謝経路

不足がないと、小腸粘膜上皮内に**フェリチン**として留められ、同上皮の更新・剥離とともに便中へ排出。

・身体に鉄不足があるときのみ→遊離鉄（Fe^{+++}）として同上皮を通過→血中では**トランスフェリン蛋白**が結合して運搬→骨髄ほかでヘモグロビン合成に利用（約60％がヘモグロビン中に含有）。過剰なもの→脾、肝などにフェリチンとして貯蔵（**フェリチン—トランスフェリン**閉鎖系を形成）。

・上記フェリチン—トランスフェリン系における鉄過剰↑→非利用型の**ヘモジデリン**（暗黄褐色、顆粒状、含鉄色素）として局所性・全身性に沈着。

・**局所性ヘモジデリン沈着**：局所性出血→溶血、マクロファージによる赤血球貪食・破壊↑→ヘモグロビン（Hb）↑－－－－→ヘモジデリン沈着（＝古い出血を意味）。

＜全身性ヘモジデリン沈着＞

①　**ヘモジデリン症**

反復輸血、溶血性貧血、鉄剤連用など→Hb↑→肝、脾、腎、膵などにヘモジデリン沈着（＝実質細胞傷害は少ない）。

②　**ヘモクロマトーシス**

小腸粘膜細胞の先天的酵素欠損（＋）→鉄過剰吸収↑→肝、膵、皮膚、腎、内分泌腺などの実質細胞に沈着＝細胞傷害性大（膵臓ランゲルハンス島へ沈着→二次性糖尿病、皮膚沈着→青銅色／**青銅色糖尿病**）。

E．無機質代謝異常

1）カルシウム代謝異常

カルシウムは酸性燐酸塩（$CaHPO_4$）の形で、ビタミンD作用により小腸粘膜より吸収。

血中カルシウム（10mg/dl）の調節＝副甲状腺からの**パラトルモン**（骨カルシウムの血中への移行促進）、甲状腺傍濾胞細胞からの**カルシトニン**（血中カルシウムの骨への移行・沈着促進）、ビタミンDでバランスをとる。

① **高カルシウム血症**

←腺腫などによる副甲状腺機能↑、ビタミンD摂取↑、腎不全による排泄↓

② **低カルシウム血症**

カルシウム同化↓、カルシウム需要↑（←妊娠、授乳など）、カルシウム排泄↑（←酸性食・塩化アンモニア摂取↑）、ビタミンD↓（→**くる病**）、副甲状腺機能↓、慢性腎不全（←腎によるビタミンD活性化↓、カルシウム尿中排泄↑＝**腎性くる病・骨軟化症**）。

2）結石（症）

中空臓器内腔や導管内に生理的分泌物・排泄物中の無機・有機物質が析出↑→固形物形成＋カルシウム沈着＝結石。

① **胆石（症）**

肝内外の胆道内（肝内・外胆管、胆嚢、総胆管など）に発生（図17）。成因は不明であるが、女性に2倍ぐらい多い。種類は化学組成から大まかに以下のように分類する。

(a) **コレステロール石**：白色、卵円形、やや固く、大型。胆嚢内に1個生じること多い。

(b) **ビリルビン石灰石**：暗緑色、もろい（泥状のことも）、1cm径以下のものが多発。

(c) **混合石**：コレステロール石、ビリルビン石灰石、炭酸カルシウムが混合＝胆石の80％を占める。

日本では、コレステロール系石（コレステロール70％以上含有）＜ビリルビン系石（コレステロール30％以下含有）→近年食生活の欧化でコレステロール系石↑

② **尿路結石**（図20）

・成因は不明。遺伝的代謝障害が関連？

・分布→上部尿路（腎盂＋尿管）：下部尿路（膀胱＋尿道）結石＝4～5：1

・種類：尿酸結石（強酸性尿時、灰白色、固い。20％余り）

蓚酸結石（中性～弱酸性尿時、固く桑実状で刺激性、遺伝性？、30％余り）

燐酸結石（アルカリ尿時、柔らかい、やや少ない）

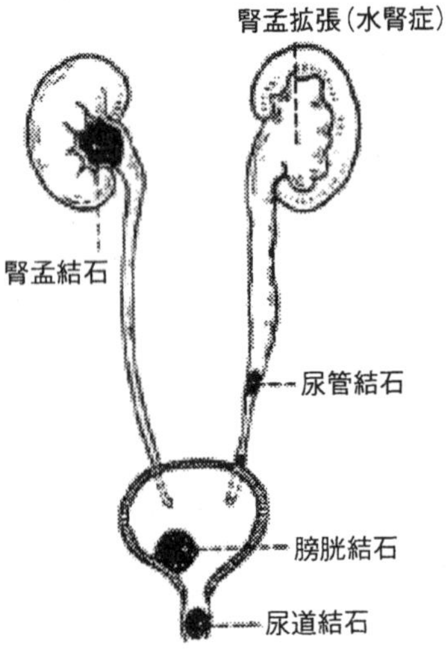

腎盂拡張（水腎症）
腎盂結石
尿管結石
膀胱結石
尿道結石

図20　尿路結石の部位

(4) 壊死とアポトーシス

・細胞が死ねば「**異物**」、すなわち自分のものではない（Not-self）と認識され、免疫防御反応により排除される。注；壊死（エシ）

・**原因**：細胞傷害をきたすあらゆるものが原因となり得る。

・**変化過程**：核変化（遺伝子DNAを含む顆粒状物「クロマチン」の凝集→融解、核膜崩壊など）が初発→細胞質の変化、崩壊が続発→細胞消失（図21）。

＜壊死タイプ＞

① **凝固壊死**

壊死組織がしばらく（少なくとも数日間）固まった状態を続け、組織構造もおおまかな輪郭が保たれるタイプ（図22）（←細胞の自己融解↓←構造・酵素蛋白の不活性化↓←細胞内pH↓）。後に、分子レベルまで崩壊→リンパ流による除去。主に血流障害による乏血が原因⇒**心筋梗塞**（図23）、**腎臓・脾臓梗塞**など。特殊型＝**乾酪壊死**→黄色チーズ様の壊死（←**結核**、**梅毒**などの特殊な炎症で）（図24）。

② **融解（液化）壊死**

壊死後速やかに融解・液化するタイプ（←分解酵素がいくらか残存）。主に細菌感染による炎症（特殊炎症以外）が原因→**化膿巣**における化膿現象がその定型例（炎症を参照）。特殊型：**脳梗塞**は脳血流障害による乏血で発生するが、凝固壊死ではなく、融解壊死の形を取る（＝旧名称；**脳軟化症**）→後に、空洞（嚢胞）化↑（図25）。

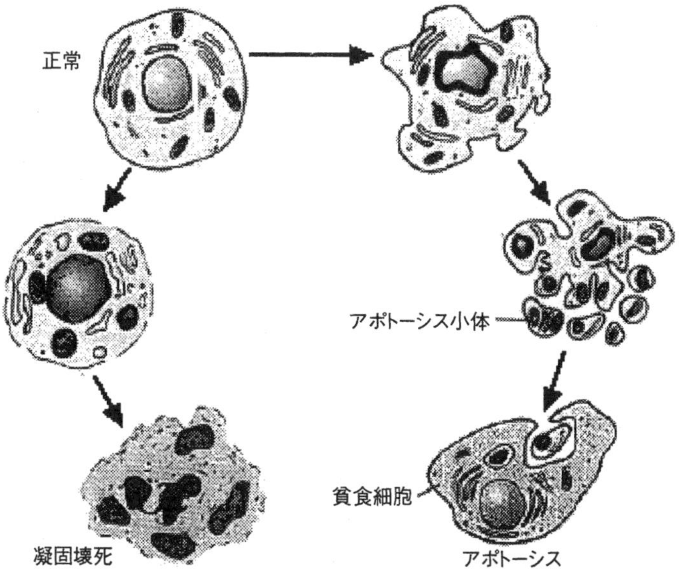
正常
アポトーシス小体
貪食細胞
凝固壊死
アポトーシス

図21　壊死とアポトーシス
（Cotranほか編：病気の病理学的基礎、6版、W.B.サウンダー社、1999より）

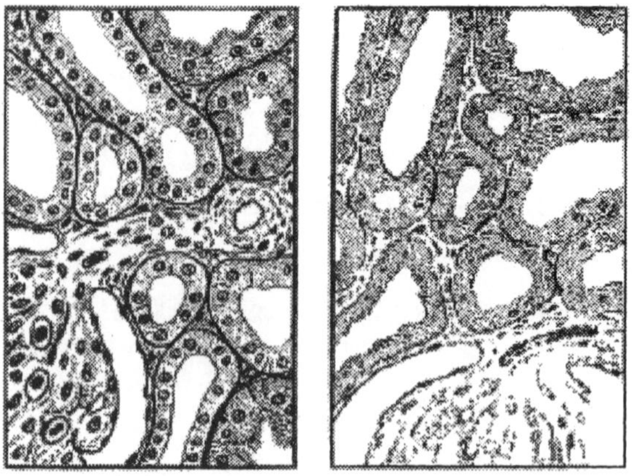
正常腎
凝固壊死

図22　凝固壊死の組織像

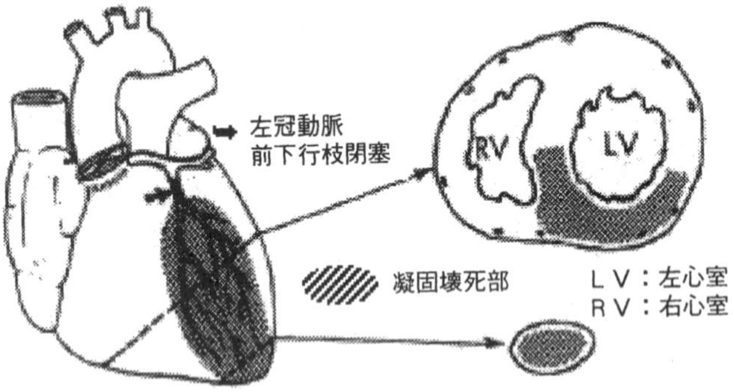
左冠動脈
前下行枝閉塞
RV
LV
凝固壊死部
ＬＶ：左心室
ＲＶ：右心室

図23　心筋梗塞

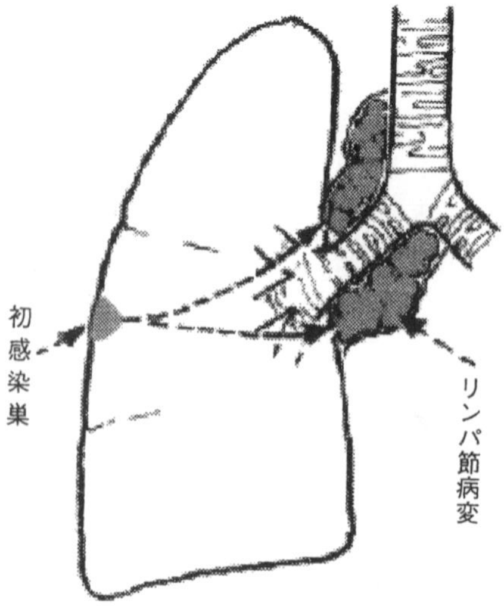
初感染巣
リンパ節病変

図24　肺結核の乾酪壊死病巣

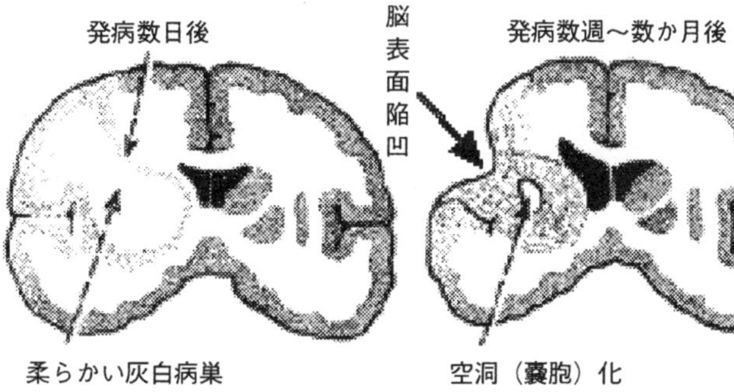
発病数日後
脳表面陥凹
発病数週～数か月後
柔らかい灰白病巣
空洞（嚢胞）化

図25　脳梗塞

③　壊　疽

壊死組織が二次的に変化したもの。注；壊疽（エソ）

・壊死組織＋乾燥＝**乾性壊疽**（ミイラ化）；足指皮膚の壊疽（←動脈硬化による四肢動脈閉塞）（図26）。

・壊死組織＋腐敗＝**湿性壊疽**→暗緑色化、悪臭ガス↑＝**ガス壊疽**；（例）**肺壊疽**←肺梗塞＋腐敗菌感染、**腸管の壊疽**←血流障害による梗塞＋腐敗菌感染（図27）。

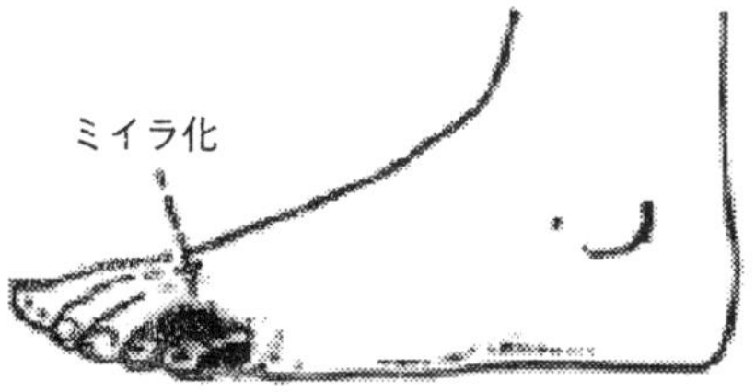
ミイラ化

図26　足指皮膚の乾性壊疽

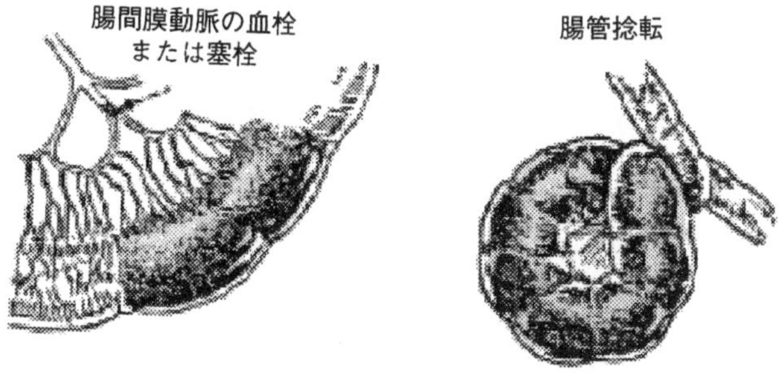
腸間膜動脈の血栓
または塞栓
腸管捻転

図27　血流障害による腸管の壊疽

④　アポトーシス

・遺伝子制御による細胞自らの死（自死）で、生理的に細胞増殖の抑制、胎生時の臓器発生など、重要な役割を果たす。

・核クロマチンの濃縮・断片化→**アポトーシス小体**の形成→貪食細胞による処理（図21）→壊死と異なり、自死細胞は異物として認識されない→組織構造の変化を伴わない。

・炎症、腫瘍など多くの病理的過程にアポトーシスが関わることが知られるようになった。

(5) 個体の死と脳死

・個体死は理論的には、全身死すなわち全身組織のすべてが死ねば完結することになるが、実際上それを認定することは不可能。したがって人の死の判定基準には、**再び蘇生しない時点**（*Point of no return*）の判定として、伝統的に**心臓死**（心拍動停止、呼吸停止など）が用いられる。

・**脳死**：すべての脳機能が失われても、呼吸を人工呼吸器で維持すると、しばらくの間は心臓は拍動を続ける。この間、多くの臓器で血行が保たれ、組織が生きた状態のままでいる（＝**脳死状態**）。やがて心拍動も停止して心臓死状態に必ず移行する。

・近年、移植医療の必要上、脳死状態の患者から心臓、肝臓、腎臓、肺など諸臓器の摘出・利用が求められ、わが国でも1997年より「**脳幹を含む全脳機能の不可逆的停止**」を脳死と定義し、それで人の死を判定することが合法的となった（本人の生前の書面上の同意と遺族の同意を要する）。

cf. **植物状態（人間）**：無意識な状態であるが、**脳幹部の機能は残存**し、自発的に呼吸・心臓拍動を続けるもの。

2．循環障害

・生体が正常機能を維持するには、全身組織に血液およびリンパ液が正常に循環しなければならない。血液循環により、各組織や細胞の生命維持に必要な酸素や栄養が供給され、炭酸ガスその他の老廃産物が取り除かれる。また、リンパ（液）循環により、細胞間にある組織液の余分なものが流し出される。

＜血液循環＞

血液循環システムは**肺（小）循環**と**体（大）循環**に分かれ（図28）、**肺**で酸素ガスの供給を受けた赤血球（＝**動脈血**）が**肺静脈**を経て→**左心房**→**左心室**→**大動脈**を経て全身臓器へ運ばれる。各臓器・組織で代謝に利用された後の**静脈血**は、腹部臓器からの多くは**門脈**を経て**肝臓**に運ばれ、そこで解毒を受け、さらに肝臓内代謝物質の供給を受けたのち→**肝静脈**→**下大静脈**→**右心房**→**右心室**→**肺動脈**を経て→**肺**で炭酸ガスを放出。腹部臓器でも泌尿生殖器からの静脈血は、門脈を経ず直接に下大静脈へ入る。その他の諸臓器からの静脈血は、上半身か

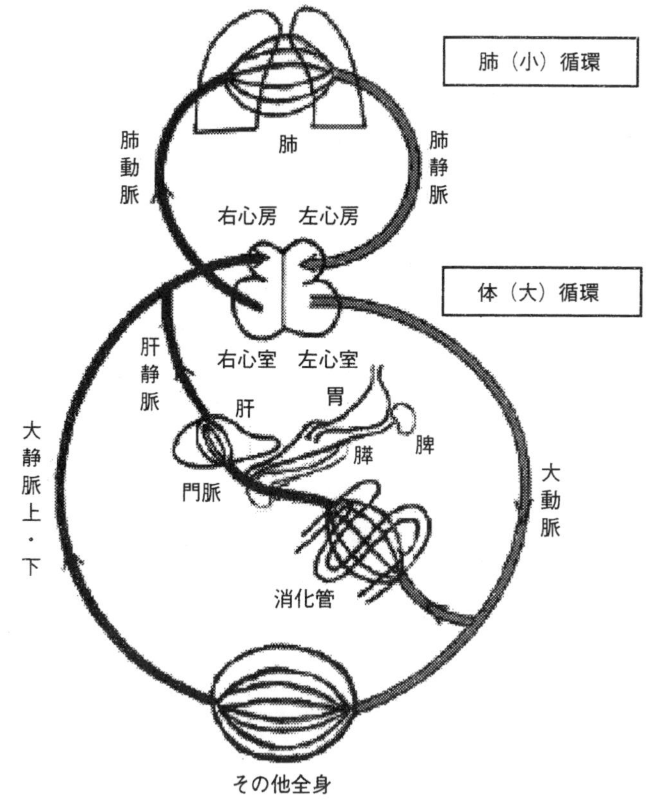
肺（小）循環
肺
肺動脈
肺静脈
右心房　左心房
体（大）循環
右心室　左心室
肝静脈
肝
胃
膵
脾
門脈
大静脈上・下
大動脈
消化管
その他全身

図28　血液循環

らは**上大静脈**に、下半身からは下大静脈に入る。

＜**リンパ循環**＞

リンパ系システム：毛細リンパ管網→**リンパ管**→複数の**リンパ節**（濾過装置で、異物・細菌など捕捉・破壊、免疫細胞を定住）→より太いリンパ管→**胸管**→頚部下方で静脈に合流。

・以上の血液循環を水道システムに例えると、心臓はポンプに、肺は浄化装置に、動脈は水道管に、また静脈は下水管に相当するが、家庭内で水を実際に利用し、廃棄するのは台所の**流し**である。生体内での流し台、すなわち実際に動脈血を利用し、静脈血を運び去る現場は、血液循環系の最末端にある**微小循環系**（＝**細動脈—毛細血管—細静脈**）である（図29）→種々の循環障害による影響→微小循環系支配領域で発生。

(1)　充血、うっ血とバイパス循環

a．充血

微小循環系の動脈側、すなわち細動脈～毛細血管の動脈側半が急速に拡張→動脈血↑→局所的発赤（図30）。**生理的**；臓器の機能亢進時、感情的な顔面紅潮。**病的**：急性炎症時。

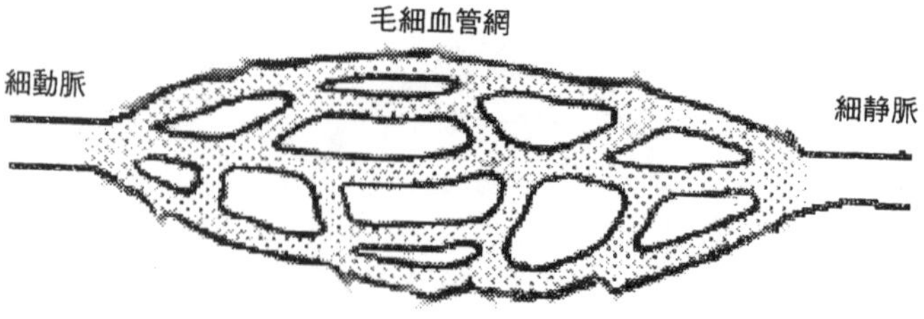
毛細血管網
細動脈
細静脈

図29　微小循環系

b．うっ血

静脈血の流れ（環流）↓→微小循環系の静脈側、すなわち毛細血管の静脈側半～細静脈に緩やかに静脈血↑→拡張（図30）。**局所的**；静脈血栓、腫瘍・ヘルニアなどによる圧迫・閉塞による。**全身性**：右心不全（右心室拡張不全＝**うっ血性心不全**）↑→肝うっ血↑→**腹水**など重い障害↑。左心不全（左心室拡張不全）↑→肺うっ血↑→呼吸困難↑（＝**心臓喘息**）。

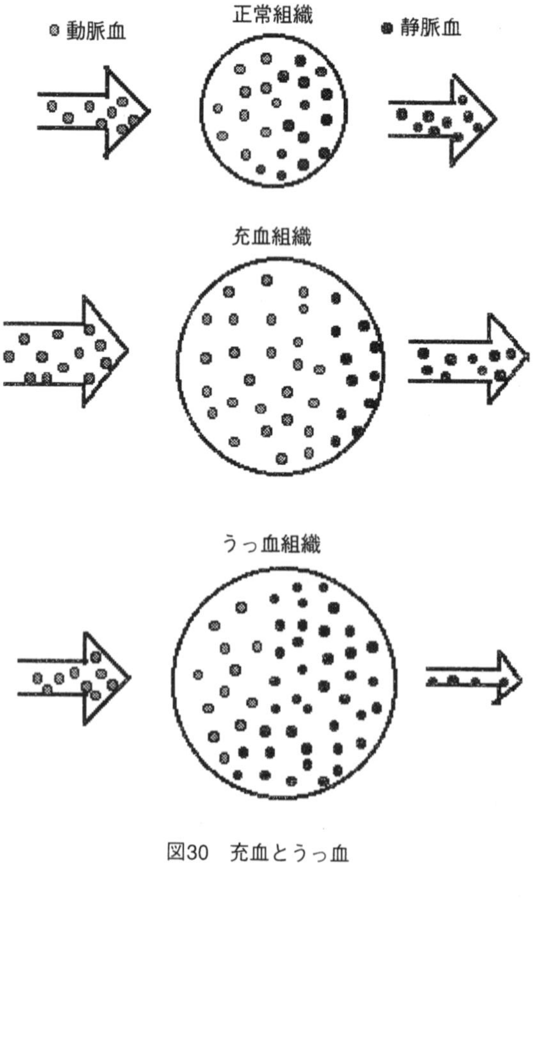
動脈血
正常組織
静脈血
充血組織
うっ血組織

図30　充血とうっ血

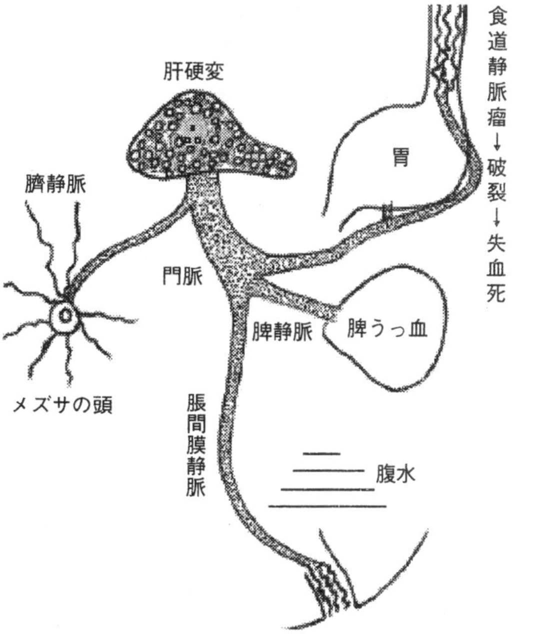
肝硬変
食道静脈瘤↓破裂↓失血死
胃
臍静脈
門脈
脾静脈
脾うっ血
メズサの頭
腸間膜静脈
腹水
直腸静脈叢うっ血 ➡ 痔（核）

図31　門脈圧亢進によるうっ血とバイパス循環

c．**バイパス循環（傍側循環）**（図31）

静脈に本来の通路とは別のバイパス（吻合）がある場合、本流にうっ血（＋）→バイパス流↑→バイパス流域のうっ血↑。**肝硬変**（線維増加による萎縮・硬化→肝内門脈枝の圧迫）などによる**門脈圧亢進**↑→門脈につながる静脈支配域のうっ血↑→**食道静脈瘤**、**脾うっ血腫大**、**痔（核）**、**腹水**など↑。ごくまれには、胎生期に通じていた臍（サイ）静脈の遺残を再拡大↑→臍周囲の皮下静脈が拡張＝**メズサの頭**（ギリシャ神話上のメズサ女神の髪型に類似）。

(2) 出　血

出血は血液の全成分が心・血管外へ出ること→便宜上、自走能のない赤血球の血管外存在＝出血の指標（出血部位が赤くなることもよい指標）。

<出血のタイプ>（図32）

破綻（ハタン）性出血；心・血管壁が破れて出血するもので、普通のタイプ。

漏出（ロウシュツ）性出血：毛細血管（内皮細胞＋基底膜のみから構成）の内皮細胞間隙を経て、外ににじみ出る↑↑→**出血傾向**（**出血性素因**）↑→ノミ喰い状の**点状出血**が局所性、全身広範囲（＝**紫斑病**）に発生。

<出血傾向の原因>

① 血小板（血液凝固因子の１つ）の減少→各種の**血小板減少性紫斑病**、**汎血球減少症**、**白血病**など。血小板機能の低下（＝血小板無力症）→女性で少なくない。

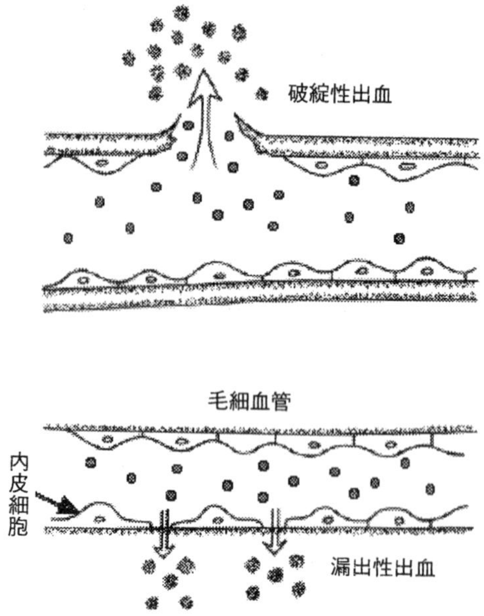
破綻性出血
毛細血管
内皮細胞
漏出性出血
図32　出血のタイプ

② 血液凝固因子の異常→**血友病**（A型＝第Ⅷ因子欠乏、B型＝第Ⅸ因子欠乏）。

③ 血管壁の異常：毛細血管壁透過性↑、ビタミンC欠乏↑→血管壁脆弱性↑、透過性↑（＝**壊血病**）。

＜出血の結果＞

急激な大量出血（全血の約1/3以上）→ショック死。

・大量でなくても**部位により**；心筋からの心嚢内出血（→心臓を締め付けて動きを止める＝**心タンポナーデ**）、頭蓋内出血、気管支内出血→死因。

・**少量の出血**でも長期継続すると→赤血球、ヘモグロビン↓→**貧血**↑。

＜出血部位別の呼び方＞

・**吐血**＝上部消化管からの出血に由来する吐物

・**下血**＝全ての消化管出血に由来する出血性便

・**喀血**＝肺、気管支など呼吸器からの出血に由来する吐物

・**血尿**＝腎、膀胱など尿路出血に由来する尿中出血

・**血腫**＝限局性の出血病巣が塊を形成するもの

(3) 浮　腫

・血管・リンパ管外の組織内に液体成分（水、リンパ液）の貯留が亢進した状態＝**水腫**ともいう。**むくみ**は皮下浮腫に対して用いられる。体腔内の浮腫は**腔水症**と呼ぶ；腹腔内→**腹水**、胸腔内→**胸水**、関節腔内→**関節水症**、など。

＜発生メカニズム＞

血管内と組織間隙の間の液体成分の出入＝動脈側毛細血管の内外圧力差と静脈側毛細血管の内外圧力差が異なることによる（図33）。

動脈側毛細血管→血圧35mmHg－血液膠質浸透圧25mmHg＝10mmHgの濾過圧で血管内から組織内へ液体成分が押し出される。

静脈側毛細血管→血液膠質浸透圧25mmHg－静脈圧10mmHg＝15mmHgの圧で組織内から血管内へ液体成分を吸引。

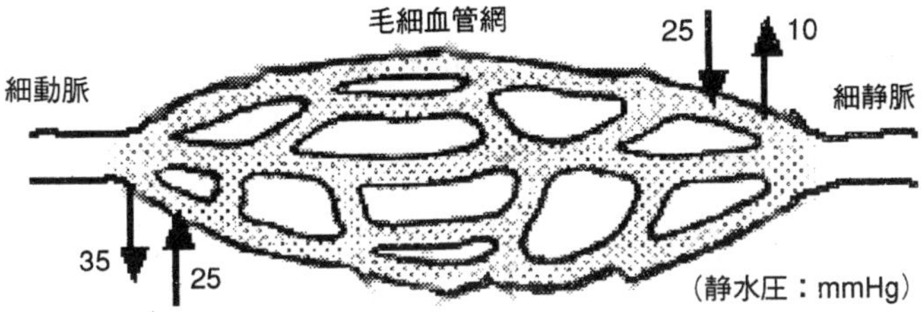
毛細血管網
25
10
細動脈
細静脈
35
25
（静水圧：mmHg）

図33　微小循環系における物質の出入り

＜原因＞

① 毛細血管の静脈圧↑←静脈の閉塞、**右心不全**

② 血液膠質浸透圧↓←**ネフローゼ症候群、低蛋白血症**

③ 組織内浸透圧↑←炎症

④ 毛細血管壁透過性↑←炎症、アレルギー

(4) 血栓と塞栓（症）

1）血栓（症）

血管内で血液が凝血し塊を形成する状態＝**血栓症**、その凝血塊＝**血栓**。

① **血栓形成過程**

血小板（血液有形成分の一つ、凝固因子を含む）の粘着↑→凝集↑→**血小板血栓**↑→血液凝固系の活性化↑→フィブリン形成＋赤血球、白血球の捕捉↑→**凝固血栓**（図34）。

② **血栓の経時的変化**

血栓が付着する血管壁から毛細血管が血栓内へ進入↑→血栓の肉芽化（**器質化**と呼ばれる）↑→まれには、肉芽中の毛細血管の一部が強く拡張↑→それを通って血流再開（＝**再疎通**、図35）。

③ **血栓の原因**

血管壁病変による内膜面の荒れ、血管腔拡張による血流の停滞、血液凝固性の亢進がある。それぞれは図36を参照。

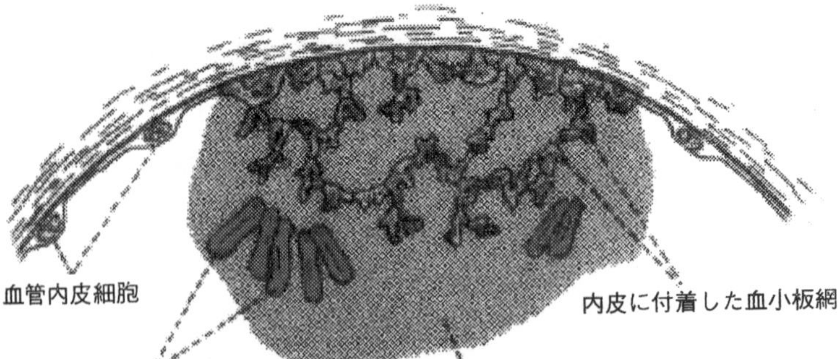
血管内皮細胞
内皮に付着した血小板網
血栓にからまった赤血球
フィブリン網

図34　血栓形成過程

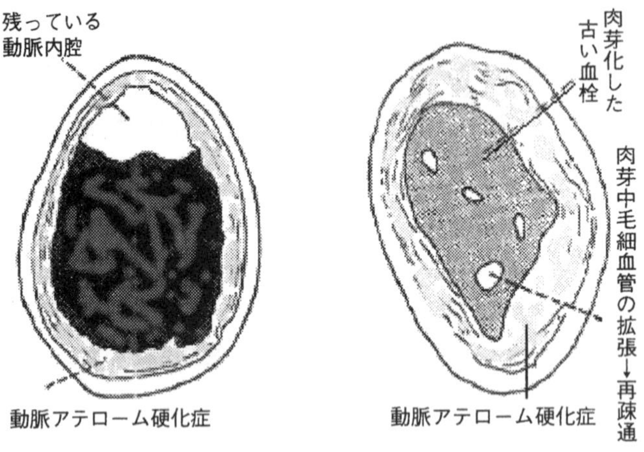
残っている
動脈内腔
動脈アテローム硬化症
肉芽化した
古い血栓
肉芽中毛細血管の拡張→再疎通
動脈アテローム硬化症

図35　血栓の変化

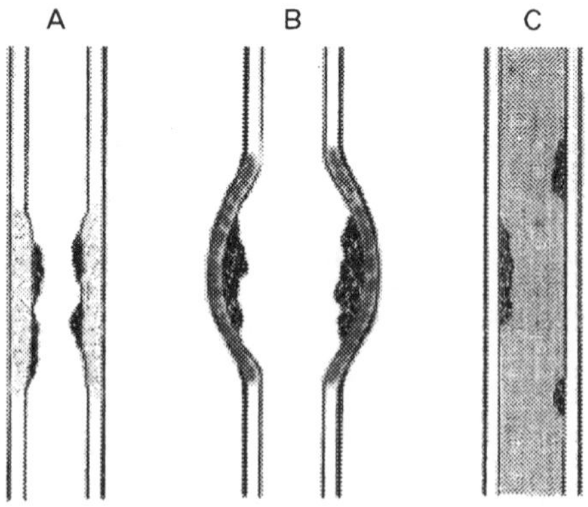
A
B
C

A．血管壁病変（動脈アテローム硬化症など）
→内膜面の粗造化

B．血管腔拡張（動脈瘤、静脈瘤）→血流停滞

C．血液凝固性の異常（DIC播種性血管内凝固症候群、脱水、血液濃縮など）

図36　血栓を形成する基礎疾患

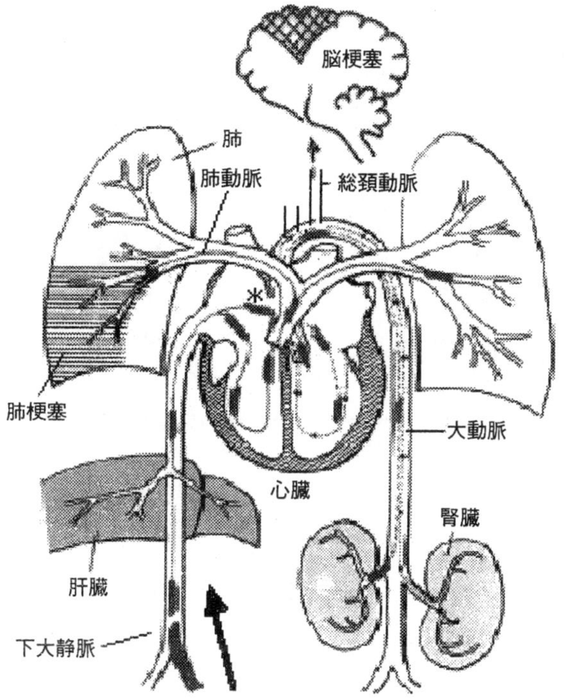
脳梗塞
肺
肺動脈
総頸動脈
＊
肺梗塞
大動脈
心臓
腎臓
肝臓
下大静脈

下大静脈の血栓（矢印）の遊離→右心→肺動脈→肺の塞栓→肺梗塞。卵円孔（＊胎生期に開通する心房中隔の孔）の開存（＋）→右心房→左心房→左心室→大循環系→末梢動脈に塞栓→梗塞。

図37　塞栓症の経路（Hamperl 図を改変）

2）**塞栓（症）**

心血管系の他の部位から、原因となるものが血流により運ばれ→血管腔内につまる状態＝**塞栓症**（図37）。流れてきてつまるもの＝**栓子**。

①　**栓子の種類**

血　　栓———→**血栓性塞栓症**；最多、最重要（**肺塞栓症**、**脳塞栓症**など。図37）。

脂 肪 片———→**脂肪塞栓症**；骨折などの外傷→遊離小脂肪片が血管内へ引入→。

空気（ガス）——→**空気（ガス）塞栓症**；点滴などの事故、出産・流産、**潜函病**（②参照）。

腫瘍組織片——→**腫瘍塞栓症**＝悪性腫瘍の**血行性転移**。

②　海底の作業者では水圧に応じて窒素ガスなどの血液中溶解↑。次いで急激な減圧（地上帰還）（＋）→液化窒素の急激なガス化↑→微小ガス栓子↑→筋肉、骨、脳、肺などに塞栓症（**潜函病**）。

(5) 梗　塞

①　バイパスがないか乏しい栄養動脈に血流障害↑→支配下の組織・臓器への血液供給↓（＝**乏血**／**虚血**）→境界鋭利な限局性の壊死が発生（＝**貧血性梗塞**）（図38）。**肺梗塞**は

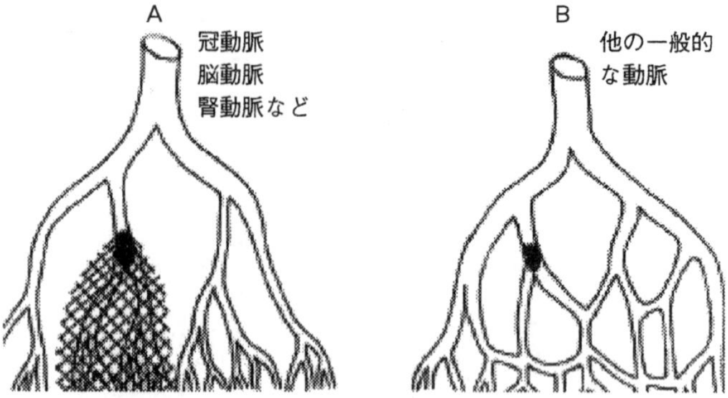
A
冠動脈
脳動脈
腎動脈など
B
他の一般的
な動脈

A．吻合枝がないか乏しい終動脈→閉塞部以下の支配域（網部）に閉塞

B．吻合枝の多い通常の動脈→閉塞部の支配域に閉塞が起こりにくい

図38　動脈通過障害と梗塞の関係

肺における2系統の動脈支配から、出血を伴いやすい（＝**出血性梗塞**）。脳では例外的に**融解壊死**の形をとるが、**心筋梗塞**、**腎梗塞**、**脾梗塞**など、ほとんどは**凝固壊死**の形をとる。

② 血流障害の原因

血栓症、**塞栓症**、**動脈硬化症**、血管外からの圧迫など。多くは、動脈硬化病変部上の血栓形成や、塞栓形成による→**心筋梗塞**は前者の組み合わせによることが多く、**脳梗塞**では両者半々。

6）ショック

① 急激な循環血液量（有効循環血液量）↓→末梢組織の微小循環不全↑→**血圧低下**、顔面蒼白など↑→副腎髄質よりカテコールアミン分泌↑→脳・心臓以外の全身小動脈～毛細血管の収縮↑→有効循環血量↑（＝**ショックの過程**）。

脳・心臓ではこのような血管収縮は起こらない→生命維持に最重要な脳と心臓を、急激な循環血液量減少から守るための防御機構？

② ショックのタイプ

a．**一次性ショック**

神経性ショックともいわれ、一過性。神経反射による血管拡張↑→末梢微小循環系のうっ血↑→心臓への静脈血環流↓→心拍出量↓→脳の乏血↑→意識障害、失神ほか＝普通、短時間で回復。外傷、激痛、恐怖などの精神的衝撃が原因。

b．**二次性ショック**

真性ショックともいわれ、しばしば致死的。原因発生からある程度の潜伏期間後に発症

→全身性、進行性の循環障害（乏血性変化）↑。

c．**原因別の二次性ショックの分類**

1．**低血量性**←出血、体液の喪失（←**火傷**、**嘔吐**、**下痢**などによる）。

2．**心原性**←急激な左心室からの拍出量低下（←**心筋梗塞**、**不整脈**、**心嚢内出血**などによる）。

3．**敗血症性**（炎症（4）－⑥参照）←細菌毒素（←大腸菌などグラム陰性桿菌）。

4．**アナフィラキシー（アレルギー）性**←薬物、毒物などによる。

3．腫　瘍

（1）定義と特徴

1）定　義

自分自身の細胞が異常に増殖してできる病気であるので「**新生物**」とも呼ばれる。すなわち、自己の細胞が生体構成要員としてのコントロールを受けなくなり、勝手に（自律的に）過剰な増殖をきたしたもの。

cf. 再生、過形成（後述）→生体の制御を受け、必ずある時点で増殖が停止。

2）良性腫瘍と悪性腫瘍の特徴

基本的に、「**良性**」＝腫瘍ができている人を殺さないという意味。「**悪性**」＝腫瘍ができている人を殺すという意味。良性腫瘍と悪性腫瘍の一般的な違いは表3の通り。

日本における死因統計上、1980年以後は悪性腫瘍が第1位となり、2位以下を年々大きく引き離している。なお近年悪性腫瘍のうち、従来日本人にもっとも多かった胃癌が減少し、かわって肺癌、肝臓細胞癌、大腸癌が増加し、女性ではその他に、子宮頸部癌が減り乳癌が増加する傾向を示している。

表3　良性腫瘍と悪性腫瘍の違い

		良性腫瘍	悪性腫瘍
性格の特徴	発育の速度	遅　い	速い（←血管増生力↑）
	発育の形式	膨張性（図39）	浸潤性（図39）
	手術後の再発	ない～少ない	多　い
	転移	な　い	あ　る
	全身への影響（悪液質）	軽　度	高　度
病理的特徴	周囲との境界	明　瞭	不明瞭
	壊死の傾向	ま　れ	つよい
	腫瘍細胞特性		
	分化度	高い／成熟	低い／未熟
	異型性	弱　い	つよい
	核分裂	少ない	多　い

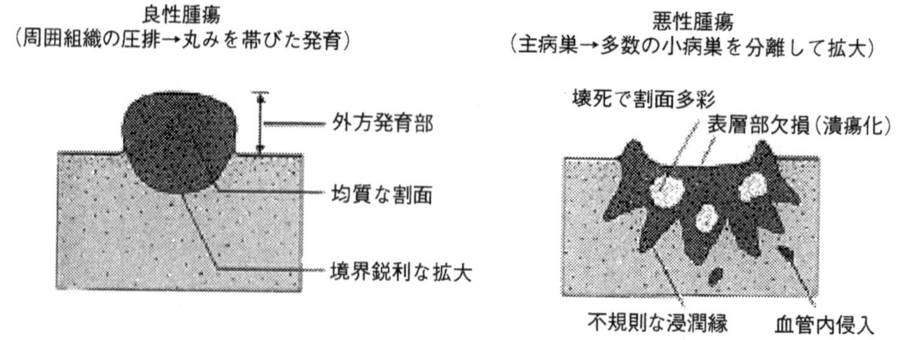
良性腫瘍
（周囲組織の圧排→丸みを帯びた発育）
外方発育部
均質な割面
境界鋭利な拡大
悪性腫瘍
（主病巣→多数の小病巣を分離して拡大）
壊死で割面多彩
表層部欠損（潰瘍化）
不規則な浸潤縁
血管内侵入

図39　腫瘍の発育形成

(2) 種類と特徴

1）腫瘍の分類

良性か悪性化により、また発生母細胞・組織（腫瘍ができる元の細胞・組織）が上皮性であるか非上皮性であるかにより、表4のように分けられる。すなわち悪性腫瘍には**癌**（**腫**）と**肉腫**が区別されるが、世間一般では両者を合わせて「**がん**」と表記されることが多い。腫瘍分類上の特徴として、実際の発生頻度は良性・悪性ともに上皮性のものが圧倒的に多いが、腫瘍の種類自体は両者とも非上皮性のものが多い。

（参考：組織のタイプ）

上皮組織：皮膚表皮や、管腔・体腔の内面を被う粘膜の主要細胞。

扁平上皮細胞＝大型多角形で重層性。表皮・口腔～食道粘膜、膣・子宮頸部粘膜などを構成。

円柱（腺）上皮細胞＝円柱状で一層性。胃～直腸の粘膜上皮、気管～細気管支の粘膜上皮（多くは表面に繊毛あり）、分泌腺の上皮（肝臓・膵臓・腎臓もこのタイプ）。

移行上皮細胞＝腎盂～尿道の尿路粘膜上皮。

表4　腫瘍の分類

	上皮性	非上皮性
良性腫瘍	腺腫（図40） 乳頭腫 など	線維腫 脂肪腫 血管腫（図41） 平滑筋腫（図42） 骨・軟骨腫など
悪性腫瘍	**癌** 扁平上皮癌（図43） 腺癌（図44） 移行上皮癌 未分化癌	**肉腫** 脂肪肉腫 血管肉腫 平滑筋肉腫 横紋筋肉腫 骨・軟骨肉腫 悪性リンパ腫 白血病など

漿膜・中皮細胞＝内臓外側面、腹腔・胸腔内面を被う特殊な上皮細胞。

非上皮組織：全身の支持組織。

結合組織（コラーゲン線維・弾力線維）を形成する**線維芽細胞**、**骨・軟骨芽細胞**、**筋組織**（横紋筋、平滑筋、心筋）、**脂肪組織**、**神経組織**（神経細胞＋神経膠細胞）、**血管内皮細胞**、**各種血液細胞・リンパ節細胞**など。

2）主な腫瘍の好発臓器と特徴

① **腺腫**：胃・大腸に多く、大腸では普通**ポリープ**と呼ばれる（図40）。

② **扁平上皮癌**（図43）：皮膚、口腔～食道、喉頭、肺（化生性）、子宮頸部など。

③ **腺癌**（図44）：胃十二指腸、大腸（図45）、膵臓、胆道、肝臓（**肝細胞癌**）、腎臓、子宮体部（**内膜癌**）、卵管、卵巣、乳腺、外・内分泌腺、肺、副鼻腔など。

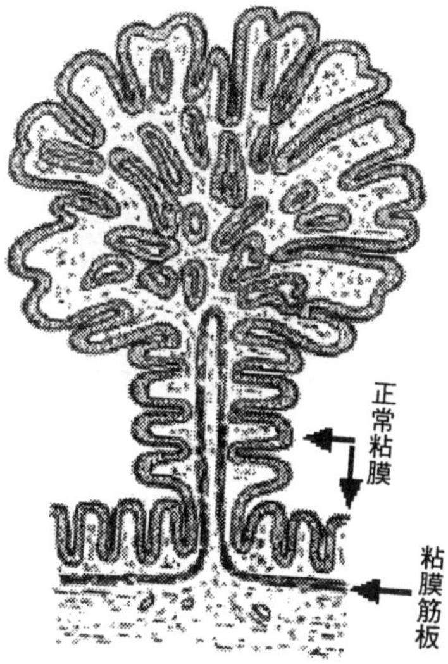
正常粘膜
粘膜筋板

図40　腺腫（大腸など）：過剰な円柱上皮の増殖は正常粘膜構造によく似ている

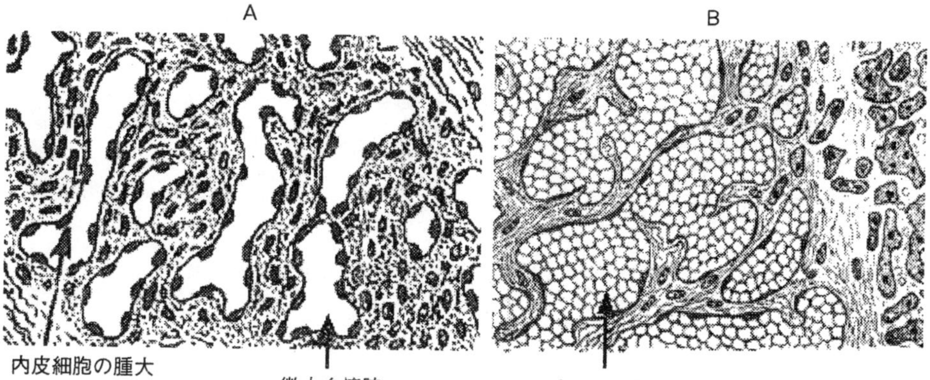
A
B
内皮細胞の腫大
微小血管腔
大きい血管腔

図41　血管腫：A. 毛細血管腫→皮膚の赤あざなど
B. 海綿状血管腫→肝臓などの内臓に見られる

④　**移行上皮癌**：膀胱・腎盂など。
⑤　**脂肪腫**：皮下、消化管など。
⑥　**血管腫**：皮膚、肝臓など（図41）。
⑦　**平滑筋腫**：子宮体部・消化管など（図42）。
⑧　**脂肪肉腫**：後腹膜腔など。
⑨　**骨肉腫**：小児の四肢骨末端部など。

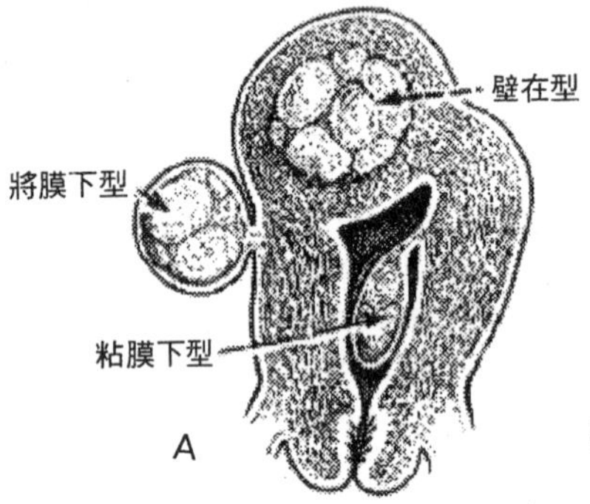
壁在型
漿膜下型
粘膜下型
A

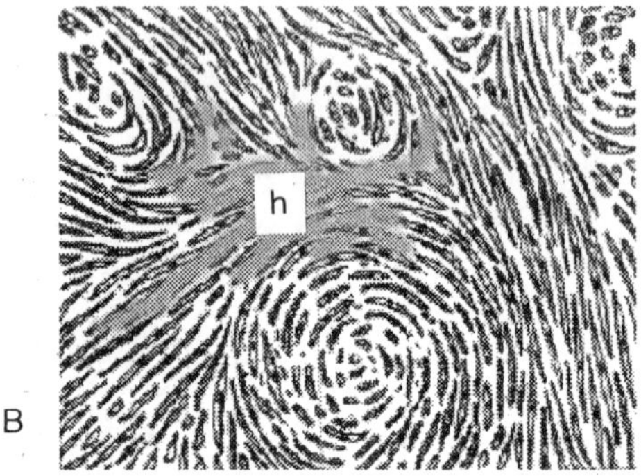
B
h

図42　平滑筋腫：A. 子宮筋層内の色々な部位に発生する
B. 平滑筋線維の密な増生が唐草模様を呈し、よく間質に硝子化を伴う（h）

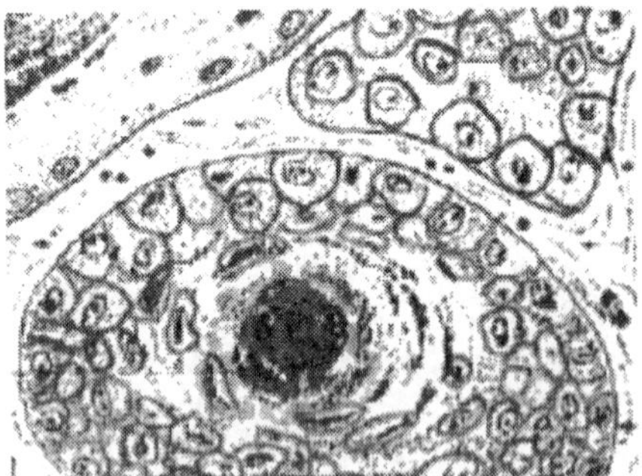

図43　扁平上皮癌（分化型）：大型多角形細胞からなる胞巣内に角化を伴う（＝癌真珠）

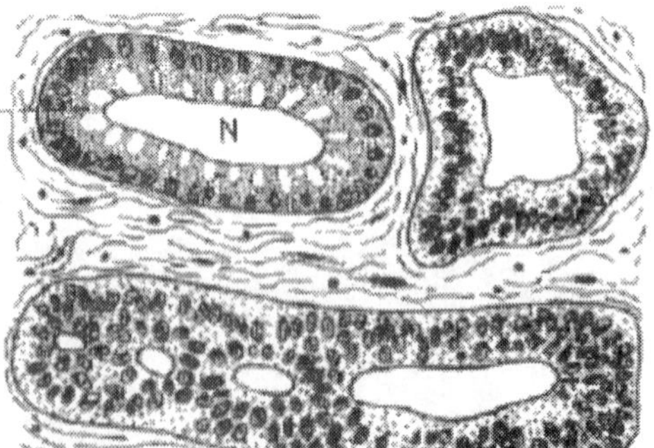
N

図44　腺癌（分化型）：正常腺管（N）に似るが、核の重層化・配列の乱れと構造の異型性が明らか
（Hamperl より）

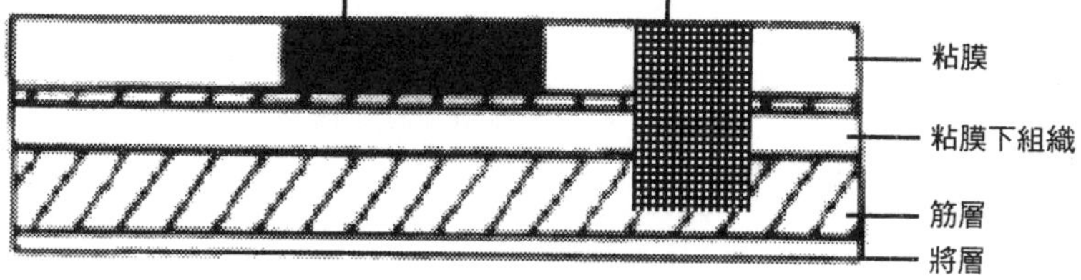
粘膜内の早期癌病巣
筋層に達する進行癌病巣
粘膜
粘膜下組織
筋層
漿層

図45　消化管癌の進行
消化管（胃～大腸）では術後の予後の差から、早期癌と進行癌に分類。両者とも表面陥没型が多い
早期癌＝癌浸潤が粘膜内～粘膜下組織に留まる。　　進行癌＝癌浸潤が筋層以下に達する。

3）転　移

悪性腫瘍が原発部位・臓器から飛び火、すなわち移転して発育すること。

① **血行性転移**：原発腫瘍が血管内侵入→血流で運ばれ他の臓器に到着（＝**癌塞栓症**）→血管外へ発育。普通、離れている臓器に発生（＝**遠隔転移**）。腹腔内臓器からの転移→門脈を経て肝臓（図46）。大静脈を経由するもの→肺、脳、骨などへ。

② **リンパ行性転移**：原発腫瘍がリンパ管内侵入→リンパ流に運ばれ最寄りのリンパ節（臓器所属のリンパ節）に到着・発育→次々と遠いリンパ節へ拡大（図46）。

③ **播種**：原発腫瘍が空間的に分離→体腔表面（腹膜、胸膜などの漿膜面）へ直接ばらまかれる→そこで生着して小転移病巣↑（＝**癌性腹膜炎・胸膜炎など**）（図46）。

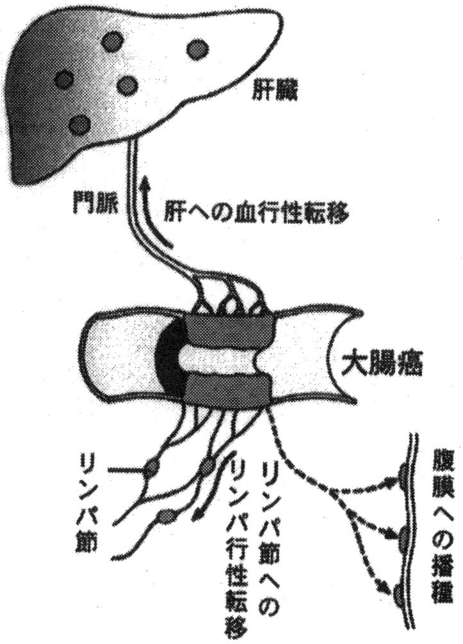
肝臓
門脈
肝への血行性転移
大腸癌
リンパ節
リンパ節へのリンパ行性転移
腹膜への播種

図46　大腸癌の転移経路
（J. Underwood 編：病理学、C. Livingstone、1992より）

4）前癌性病変と上皮内癌

① 前癌性病変

癌化率が高い非癌性病変を一般にいうが、確立したものは**異形成**のみ。その上皮細胞は正常粘膜の上皮細胞とは異なるが、なお正常な層構造を保つもの。子宮頸部に好発、その程度（grade）が高いほど癌化率が高い（図47）。

② 上皮内癌

粘膜上皮内や表皮内で上皮細胞が癌化しているが、下部組織との境界膜（基底膜）を越えて侵していないもの。子宮頸部に好発（図47）、表皮内では**ボーエン病**など。その他、気管支・膀胱・消化管粘膜などで。

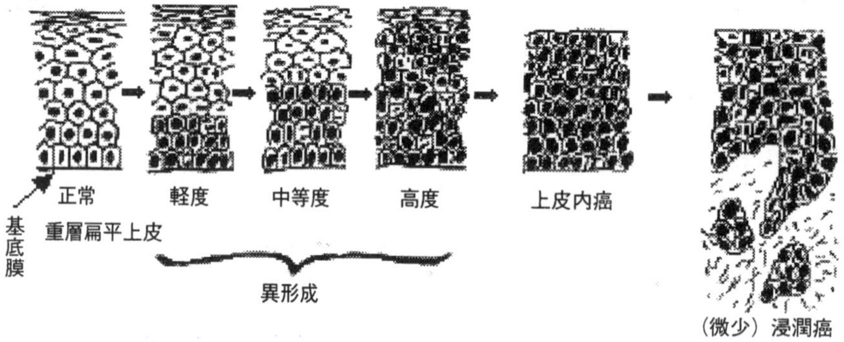
正常
軽度
中等度
高度
上皮内癌
基底膜
重層扁平上皮
異形成
（微少）浸潤癌

図47　子宮頸部の癌発生過程
30～40歳代女性の子宮頸部で異形成発生。その10%→上皮内癌へ。その2%以下→浸潤癌へ進行
上皮内癌＝粘膜上皮内で癌化。基底膜を越えて粘膜下へ浸潤しない。

(3) 発癌のメカニズム

1）長い間不明であったが、**多段階発癌説**が今日支配的な考えとなっている。すなわち、各種の**発癌因子**（＝化学物質、放射線、紫外線、ウイルスなど）の作用→**細胞増殖に関わる遺伝子**（生理的に重要な**癌原遺伝子**、**腫瘍抑制遺伝子**、**DNA修復遺伝子**など）の多段階的変化↑ - - - - →**発癌**に至ると考えられている（図48）。

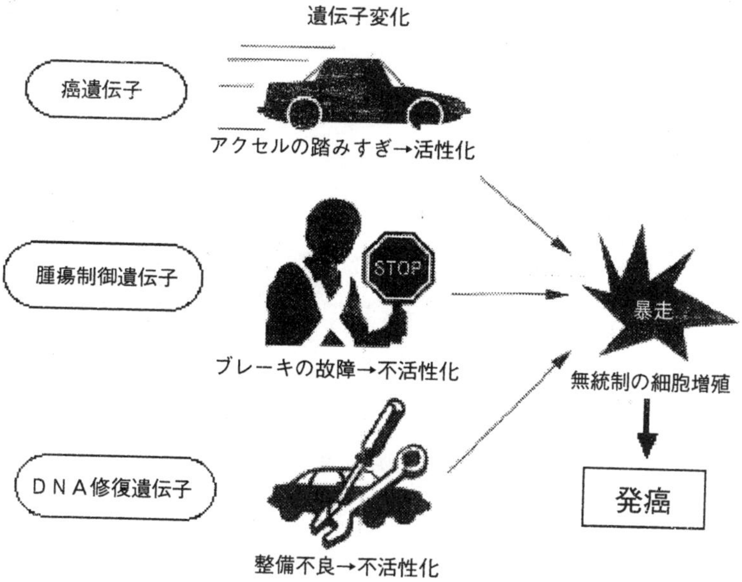
遺伝子変化
癌遺伝子
アクセルの踏みすぎ→活性化
腫瘍制御遺伝子
STOP
ブレーキの故障→不活性化
DNA修復遺伝子
整備不良→不活性化
暴走
無統制の細胞増殖
発癌

図48　発癌に関わる遺伝子変化
（新川・阿部：遺伝医学のへの招待、第2版、南江堂、1997より）

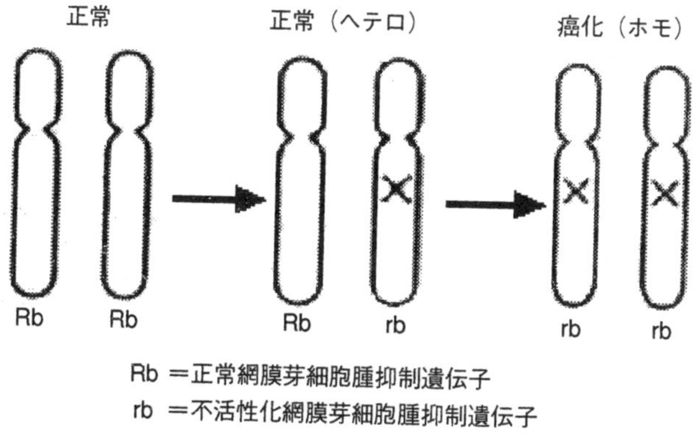
正常
正常（ヘテロ）
癌化（ホモ）
Rb
Rb
Rb
rb
rb
rb
Rb ＝正常網膜芽細胞腫抑制遺伝子
rb ＝不活性化網膜芽細胞腫抑制遺伝子

図49　網膜芽細胞腫発生における二段階発癌過程

＜多段階発癌説のモデル＞

① **網膜芽細胞腫**（幼児の網膜に発生する悪性腫瘍）：第13番目染色体長腕上の網膜芽細胞腫抑制遺伝子（Rb）が相同染色体（父方・母方由来の２個の同一染色体）の一方で不活性化（rb遺伝子）が発生→さらに他の染色体にもrb遺伝子発生すると→発癌（二段階性）（図49）。したがって、先天性（胎児期）に一方の染色体にrb（＋）のとき→他の相同染色体にrbが発生するだけで発癌→一般的な生後の二段階性発癌例より発症年齢が早くなる。

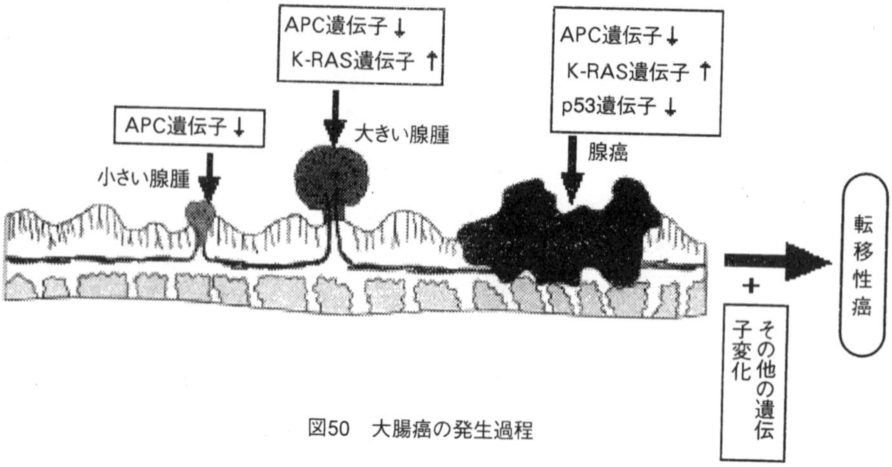
APC遺伝子↓
K-RAS遺伝子↑
APC遺伝子↓
K-RAS遺伝子↑
p53遺伝子↓
APC遺伝子↓
大きい腺腫
腺癌
小さい腺腫
転移性癌
+
その他の遺伝子変化

図50　大腸癌の発生過程

② **大腸癌**（**家族性大腸腺腫症**で多段階発癌過程が明らか）：第５染色体上のAPC腫瘍抑制遺伝子の不活性化、K-RAS癌遺伝子の活性化、p^{53} 腫瘍抑制遺伝子の不活性化↑→多段階（異時性・同時性）に作用→**小さい腺腫**→**大きい腺腫**→**腺癌**へ発展する。この癌が転移性になるには、さらにその他の遺伝子変化が必要（図50）。

２）発癌物質の性格

発癌物質・因子には、正常細胞が癌化する最初のきっかけ（起因）をつくるもの（＝**発癌イニシエーター**）と、それらを癌にまで促進・完成させるもの（＝**発癌プロモーター**）が区別される。

発癌イニシエーター

タバコ、ベンツピレン（自動車排気ガスやタバコ・タールに＋）、AF2（使用禁止食品添加物）、トリプP1・P2（魚・肉類の焦げに＋）、**紫外線**、**放射線**、**C型肝炎ウイルス**、ヘルペスⅡ型ウイルス、**ヒトパピローマウイルス**（HPV）、**EBウイルス**、**成人T細胞白血病ウイルス**（ATLV）など。

発癌プロモーター

タバコ、**性ホルモン**、**胆汁酸**、サッカリン、**農薬**（DDT、BHC）、**PCBほかダイオキシン類**、**鎮静剤**（フェノビタールなど）、クロトン（ハズ）油、**肥満**（→乳癌に対して）。

4．先天性異常

(1) 遺伝子・染色体異常

1）遺伝子異常にもとづく疾患

ヒトゲノムの解読につれ、多くの疾患の原因遺伝子が解明されつつあるが、よく解明された**単一遺伝子**によるもの（**メンデル遺伝**）のうち重要な疾患を挙げる。なお複数の遺伝子異常が発病に関わる、**多遺伝子遺伝形式**は成人病ほか多くの疾患で関連が考慮されているが、この場合には種々の環境因子も同時に発病に関わることが多い（病因、図3参照）。

・**家族性大腸ポリポーシス（腺腫症）**：腫瘍の発癌モデル参照。

・**網膜芽細胞腫**：腫瘍の発癌モデル参照。

・**先天性代謝異常症**：遺伝子の異常（＋）→酵素タンパク質の異常↑→同酵素作用が必要な代謝の異常↑→アミノ酸、糖質、脂質などの代謝障害多い。**フェニールケトン尿症**（メラニン代謝異常・白子症参照）、**糖原病**、**脂質蓄積症**、**家族性高脂血症**などが代表。

・**血友病**：X染色体上の遺伝子異常→第Ⅷ凝固因子欠損による**血友病A**、第Ⅸ凝固因子欠損による**血友病B＝伴性（X-連鎖）遺伝**で、男子（XY）に発症。出血傾向大。女子（XX）では発症せず**保因者（キャリヤー）**に。

・**筋ジストロフィー**：X染色体上の遺伝子異常→ジストロフィン蛋白欠損→**デュシェンヌ型、ベッカー型筋ジストロフィー**（重症な全身性骨格筋萎縮）。

2）染色体異常を伴う疾患

すべてのヒト細胞は遺伝子の乗り物として、父方由来と母方由来の対をなす染色体を23対持つ（44本の常染色体＋2本の性染色体・女XX／男XY、図51）。特定の遺伝子は特定の染色体の特定部位に局在→染色体の構造異常や数の異常（＋）の場合→対応部位・染色体に含まれる遺伝子異常↑→特徴的身体異常発現。

＜よく知られた染色体異常を伴う疾患例＞

・**ダウン症候群**：おもに第21常染色体が3本化（21トリソミー、図52)→精神発達障害、つり上がった眼列、巨舌、高口蓋位など。心奇形合併率↑。高年齢出産に高リスク（←卵子の減数分裂時の不分離率↑）。

・**ターナー症候群**：X染色体が1本のみの45Xの女性→外性器は女性、子宮発達不良、卵巣欠損。軽い精神発達障害（±）、心・血管奇形合併率↑。

・**クラインフェルター症候群**：X染色体が1本多い47XXYの男性（YがあればX数にかかわらず男性になる）→男性としての第二次性徴乏しく女性化傾向。四肢細長、睾丸発育不良で無精子症。軽い知能障害を伴うことあり。

・**慢性骨髄性白血病**：**フィラデルフィア染色体（Ph^1染色体）**＝9番目染色体⇔22番目染色体の間の相互転座 t（9；22）（q34；q11）→癌遺伝子 c-abl の活性化↑→白血病化（骨

髄で顆粒球系造血細胞が腫瘍性に増殖→末梢血内に出現)。

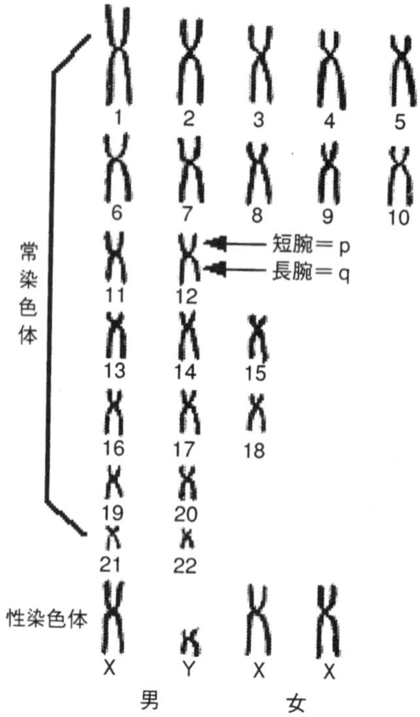
常染色体
短腕＝p
長腕＝q
1
2
3
4
5
6
7
8
9
10
11
12
13
14
15
16
17
18
19
20
21
22
性染色体
X
Y
X
X
男
女

図51　ヒトの正常染色体型

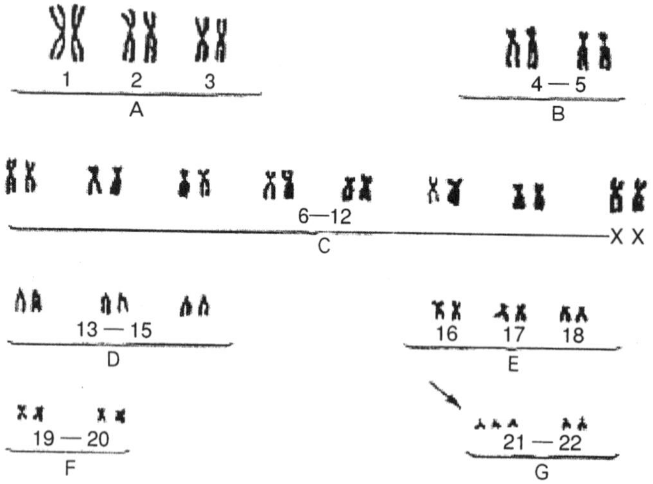
1
2
3
A
4—5
B
6—12
C
X X
13—15
D
16
17
18
E
19—20
F
21—22
G

図52　ダウン症候群の染色体型（女児）第21番目の常染色体が3本存在（矢印）

(2) 奇　形

便宜上、先天的（出生前）に発生した身体の外形・内形異常のうち、**肉眼的に認め得るものを奇形とする**←肉眼的に見えない、細胞・分子レベルの先天性異常は便宜上奇形としない。

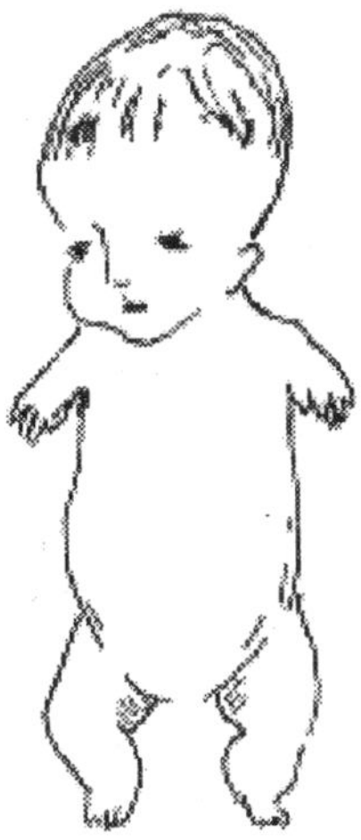

図53　アザラシ肢症

1）**原　因**

多くで催奇形因子は不明。同一原因に対する感受性は個体差が大。約70％は内因＋外因による。

内因：遺伝子・染色体異常によるもので、原因の約20％を占めると推定され、多遺伝子性ないし単一遺伝子の突然変異による。10％程度に染色体異常を伴う。

外因：以下のような環境因子による。原因の約10％を占めると推定される。

①　**ウイルス**

風疹（三日はしか）ウイルス→妊娠1～3か月の感染で胎児の25～10％に心奇形、眼奇形、白内障、難聴など先天性風疹症候群を発生。染色体は正常。

②　**薬物（薬害）**

・**サリドマイド**(鎮静・催眠薬)：妊娠初期使用↑→新生児に**無肢症**、**アザラシ肢症**（サリドマイド・ベビー、図53)。キニーネ（マラリア治療薬)、葉酸拮抗剤（抗ガン剤)↑→**無脳症**、**脊髄瘤**、**水頭症**など。

・**ホルモン**；大量の副腎皮質ホルモン↑→**口蓋裂**、合成プロゲストロン↑→男性化、陰核肥大（非奇形性)。

③　**毒物**

・有機水銀（塩化メチル水銀)↑→**胎児性水俣病**、中枢神経性奇形。

・PCBなど各種**ダイオキシン類**（有機塩素系化合物)、その他の「**環境ホルモン**」と呼ばれる内分泌撹乱物質など環境汚染物質↑→催奇形性や催腫瘍性は未だ確立していないが、今後の大問題。

④　**酸素欠乏**：胎児の酸素欠乏↑→中枢神経奇形。

⑤　**放射線**：妊婦のX腺照射、被爆事故など↑→**小頭症**、**二分脊椎**など。

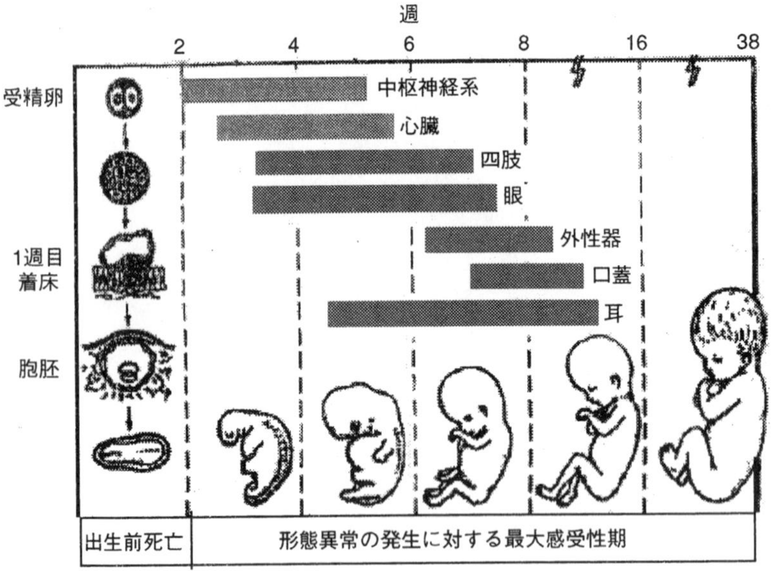
週
2
4
6
8
16
38
受精卵
1週目
着床
胞胚
中枢神経系
心臓
四肢
眼
外性器
口蓋
耳
出生前死亡
形態異常の発生に対する最大感受性期

図54　奇形発生の危険性が大きい胎生期
催奇形因子↑→受精卵着後まで（～2週間）は死亡。以後臓器ごとに感受性期は異なるが、ほぼ9週以内に限定

2）奇形発生の危険が大きい胎児の時期

ある催奇形因子が胎児に働いて奇形を起こす時期は、臓器ごとに少しずつ異なるが、おおかた胎齢の2～9週以内に限られる。受精卵が内膜着床後、胞胚期に至るまでの胎齢2週までは、催奇形因子は胎芽の死亡をきたす（図54）。

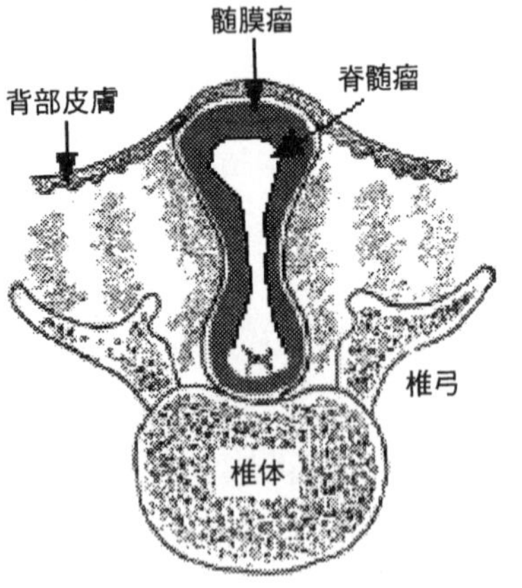
髄膜瘤
脊髄瘤
背部皮膚
椎弓
椎体

図55　二分脊椎に合併した髄膜瘤と脊髄瘤

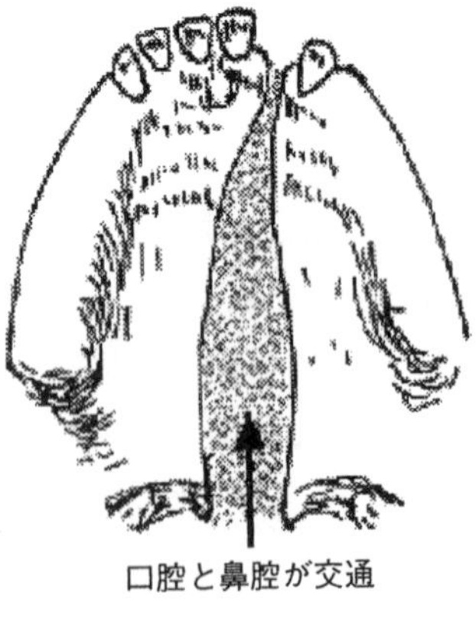
口腔と鼻腔が交通

図56　口蓋裂

3）奇形の種類

発生学的異常からみた奇形の分類を示す。

①　閉鎖不全による裂隙：**二分脊椎**（図55）、**（口）唇裂、口蓋裂**（図56）など。

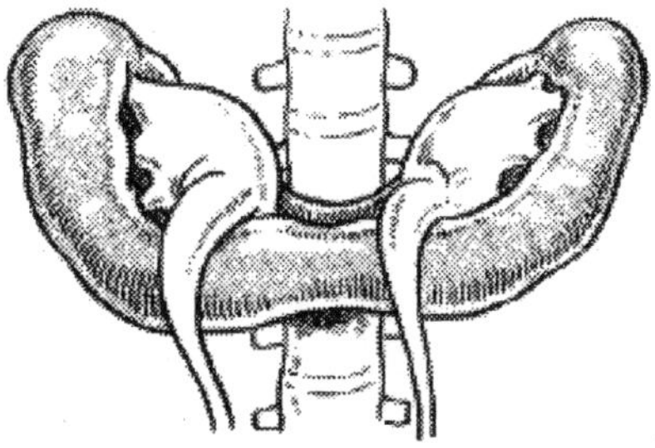

図57　馬蹄腎
両腎の下極が融合。腎盂・尿管は別々

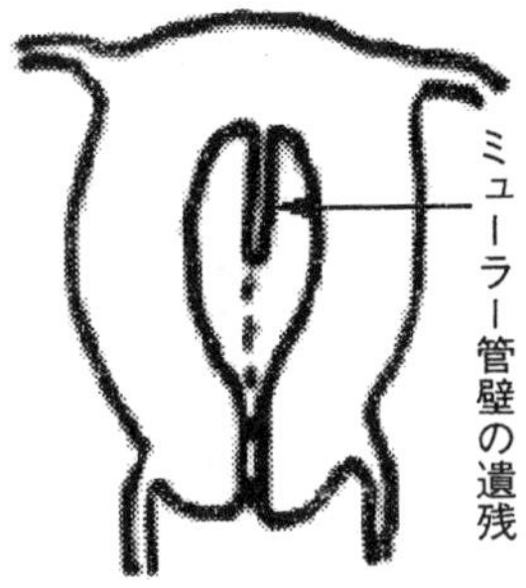
ミューラー管壁の遺残

図58　中隔子宮

② 分離不全：**馬蹄腎**（図57）、**食道・気管瘻**など。
③ 癒着（分離・形成後の結合）：**合指症**など。
④ 融合不全：**尿道下裂**、**中隔子宮**（図58）など。
⑤ 重複：**重複子宮**、**重複尿管**など。
⑥ 発生異常：無形成（**無脳症**、**欠指症**など）、遺残（**メッケル憩室**＝回腸末端部に卵黄嚢と連絡していた臍腸管の一部遺残、**ボタロー管開存**＝胎生期に大動脈と肺動脈を連絡していた動脈管が開存、全心奇形の約15％）
⑦ 閉鎖：**鎖肛**（肛門の閉鎖）、**十二指腸閉鎖**など。

5．老　化

老化は本来、正常な生理的現象で病気ではないので、老化に特有な病理所見はない。
逆に、老化が強く関係する病気は少なくないので、その主なものの病理学的特徴を説明する。

(1) 老人性萎縮

基本的事項は**萎縮** c. **老人性萎縮**を参照。臓器差は大きいが、加齢によりほぼ全身的に生理的な萎縮が発生。その結果、細胞→組織→臓器→全身の順序で容積が減少し、それぞれで機能低下を伴うのが普通。生体における萎縮は、代謝や活動性を適度に減少させて生存を可能にすることを目的とする（？）→種々の逆境に対応する細胞の適応反応の1つと考えられる。老人性萎縮が強い人ほど長生きする傾向があるかも知れない。

(2) 老化が関係する脳疾患

① **脳萎縮**

全身性老人性萎縮の部分現象として脳でもっとも強く発生。ニューロンすなわち神経細胞とその突起や線維の脱落、脳回（ニューロンが分布する脳皮質のしわ）の縮小、脳溝（脳

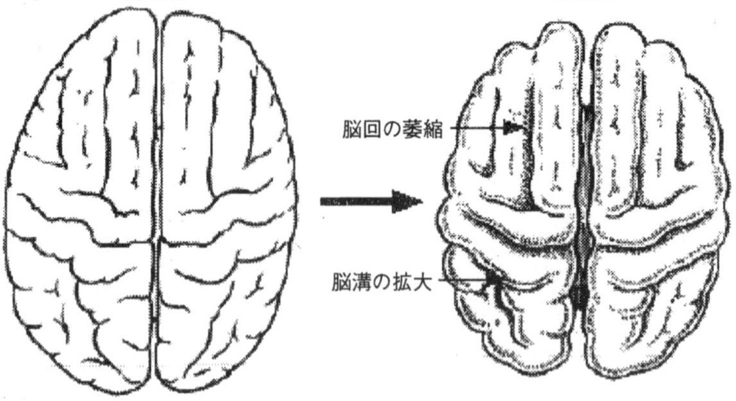
正常脳
萎縮脳
脳回の萎縮
脳溝の拡大

図59　脳萎縮

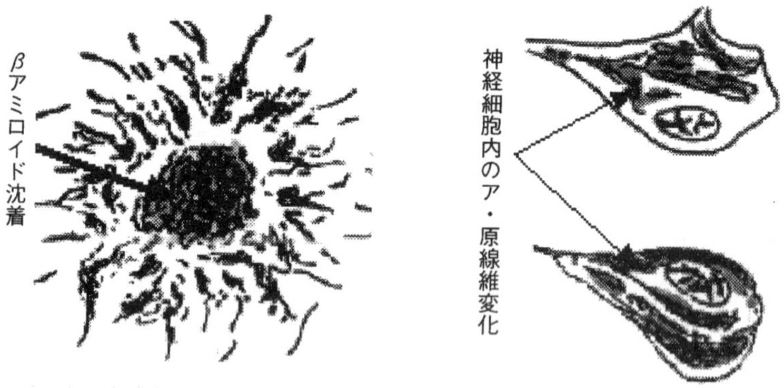
βアミロイド沈着
神経細胞内のア・原線維変化

図60　老人斑（左）とアルツハイマー原線維変化（右）

回間の溝）の拡大（図59）、脳室（脳内の４つの腔で脳脊髄液を満たす）の拡大。

② **老人性痴呆（アルツハイマー病）**

大脳皮質を侵す進行性変性疾患で、高度の脳萎縮をきたす。組織学的にはニューロンの萎縮・脱落のほか、残存神経細胞内に**アルツハイマー原線維変化**（神経原線維が太くなり、束状に凝集）、**老人斑**（中央のβアミロイド沈着とそれを取り囲む神経細胞・膠細胞突起の変性細線維よりなる）など出現（図60）→これらの肉眼的・組織学的変化は単純な老人性脳萎縮①でもみられるが、本症では特に高度。最近日本人にも増加傾向。

③ **脳血管性痴呆（多発梗塞性痴呆）**

脳梗塞の基本事項は**循環障害（5）梗塞**を参照。脳内小血管に動脈硬化性血流障害が多発→脳梗塞（小嚢胞化↑）多発→痴呆症状＋運動障害、嚥下・構音障害など。日本人高齢者痴呆の代表的な原因疾患。

(3) 老化が関係する心血管疾患

① 心肥大と萎縮

高齢化に関係して高血圧↑→左心室への負荷↑→左心室壁の拡張・肥大↑。左心室負荷(－)→(1)全身性老人性萎縮の部分現象として→心筋褐色萎縮↑。

② 動脈アテローム硬化症

基本的事項は**脂質代謝異常(2)動脈硬化症**を参照。加齢に伴う高脂血症、高血圧↑→動脈硬化症↑。一般に、冠状動脈のアテローム硬化±血栓↑→**狭心症**（一過性の乏血により、可逆性）、または**心筋梗塞**（非可逆性）。**高齢者の心不全**→心内膜に近い心筋最深層（冠動脈の最末端部）で微小梗塞の多発が多い。

加齢に伴い脳動脈のアテローム硬化↑→±血栓、塞栓↑→脳梗塞↑。基本的事項は**循環障害(5)梗塞**を参照。

(4) 老化が関係する肺疾患

① 老人性肺気腫

栄養不良↑が原因と推定→肺胞壁の萎縮↑→肺末梢部(胸膜下)で肺胞拡張↑→呼吸障害↑。

② 老人性肺炎

高齢者の直接死因で最多。免疫力の低下、心不全↑→肺うっ血↑、老人性肺気腫↑など→**沈下性肺炎**が肺下葉の後下部など下垂部に好発。食物誤嚥から**嚥下性肺炎**も多い。

(5) 老化が関係する腎疾患

老人性萎縮腎（動脈硬化性萎縮腎）：腎臓内の中等大の動脈（弓状動脈）のアテローム硬化性狭窄↑→乏血↑→ネフロン（糸球体・尿細管・集合管からなる腎の基本単位）の変性・脱落、周囲支持組織の線維化↑→腎硬化・萎縮↑→腎機能障害↑。

(6) 老化が関係する生殖器疾患

① 子宮・卵巣の萎縮、精細管の萎縮

閉経後子宮は萎縮し、卵巣は排卵を停止して萎縮する。精細管は老化に伴い萎縮・硝子化するが、精子形成はある程度持続する。

② 前立腺肥大

性ホルモンのアンバランスが原因と推定→前立腺の多結節状肥大↑→尿道圧迫↑→排尿困難↑→膀胱排尿圧↑→膀胱壁筋層肥大↑（図61)。

(7) 老化が関係する骨・関節疾患

① **変形性骨関節炎（変形性関節症）**：老化による関節軟骨の菲薄化、弾性の低下↑→軟骨の変形・破壊↑→軟骨下の骨頭部の変化↑。一種の変性疾患。

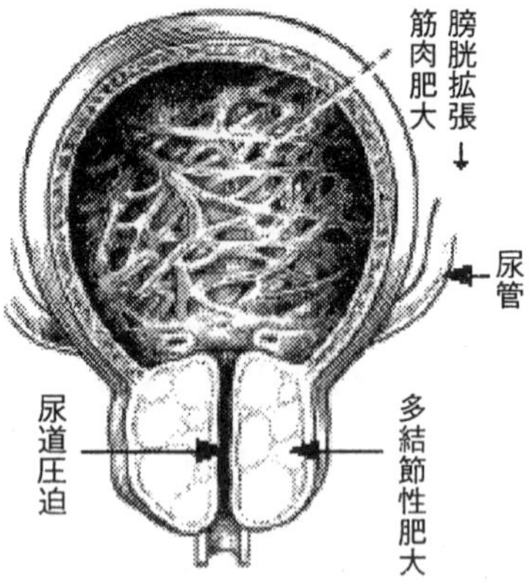
膀胱拡張↓
筋肉肥大
尿管
尿道圧迫
多結節性肥大

図61　前立腺肥大

② **老人性骨粗鬆症**：エストロゲン、カルシウム代謝の低下が原因と推定→特に閉経後の女性で骨吸収↑、骨形成の抑制↑→骨髄部の海綿骨、皮質部の緻密骨ともに萎縮↑→**大腿骨頸部骨折**、**脊椎圧迫骨折**など好発。

(8) 高齢者に多い悪性腫瘍

多段階的な遺伝子変化（**腫瘍(3)発癌のメカニズム**参照）を受ける機会が多い高齢者ほど、悪性腫瘍の発生率↑。特に高齢者に多い癌＝**前立腺癌**、**胃癌**、**肺癌**、**肝細胞癌**、**大腸癌**、**膵臓癌**など。

(9) 高齢者疾患の特徴

複数の病気を持つことが多い！。

III. 防御パターン

私たちはいろいろな逆境に遭遇するとき、無意識に適切な防御反応を起こすことができる。危険からの逃避・忌避にも防御反応的なものがあり、発熱・嘔吐・下痢・くしゃみ・疼痛なども苦痛ではあるが防御的な身体反射である。病理学では、以下の項目を生体における防御反応として取り扱う。

1．化生、肥大と過形成

(1) 化　生

・一定方向へ分化・成熟した細胞・組織→他の性状を持つ細胞・組織へ変化。

・自由自在には変化できず、互いに類似した組織系統間で発生。

①・上皮組織の化生

気管支繊毛上皮→扁平上皮（化生）……→肺扁平上皮癌
↑タバコなどの刺激　↑発癌

胃粘膜上皮→腸上皮（化生）……→分化型胃腺癌
↑慢性胃炎　↑発癌

子宮頸部円柱上皮→扁平上皮（化生）····→子宮頸部扁平上皮癌
↑ウィルス、慢性刺激　↑発癌

②・非上皮組織の化生

皮膚などの結合組織、骨格筋→部分的に骨の化生（化骨）。
↑慢性刺激、壊死、石灰化

(2) 肥大と過形成

一義的には、**細胞容積の増大**による組織・臓器の増大＝**肥大**、**細胞数の増加**による組織・臓器の増大＝**過形成**と区別。しかし両者は同時に起こることが多く、厳密に区別することは困難。

＜広義の肥大＞

①　**作業肥大**（**生理的肥大**＝機能的要求↑→授乳期乳腺の肥大、スポーツマンの骨格筋の肥

大など、**病的肥大**＝高血圧↑→心筋肥大、前立腺肥大→尿道狭窄↑→膀胱壁筋層肥大（図61）など）。

② **代償性肥大**（腎など左右対をなす臓器の1つに機能障害↑→残りの臓器の肥大↑)。

③ **ホルモン性肥大**（ホルモン失調ないし過剰↑→病的肥大は過形成が主。**バセドウ病**などの甲状腺腫大、**前立腺肥大**、**子宮内膜増殖症**など）。

④ **仮性肥大**（**筋ジストロフィー**などで萎縮した骨格筋間に脂肪組織↑→見かけ上の肥大）など。

2．修復と再生、異物処理

(1) **傷害組織の修復**にはその組織の**再生力**が深く関わる。一般にヒト組織の再生力には以下のような差がある。

① **再生力なし**；中枢神経細胞、心筋細胞

② **必要時のみ再生**；腺上皮（肝、腎を含む)、骨格筋、平滑筋

③ **常に再生**；結合組織、グリア、末梢神経、血液細胞、表皮、粘膜上皮、生殖細胞、骨。

最近、**胎児性幹細胞（ES細胞）**や**骨髄未分化幹細胞**の研究が進歩し↑→①のグループのような再生力のない細胞に対してもそれらの利用による再生・治癒の可能性が期待。

(2) **創傷の修復**

・傷害後の生体組織の修復は、表皮のように再生によって完全に元どおりに回復することは一般にまれで、種々の条件が満たされることが必要→異常～過剰な再生をきたすことの方が多い（肝臓の再生結節↑→**肝硬変**、など)。

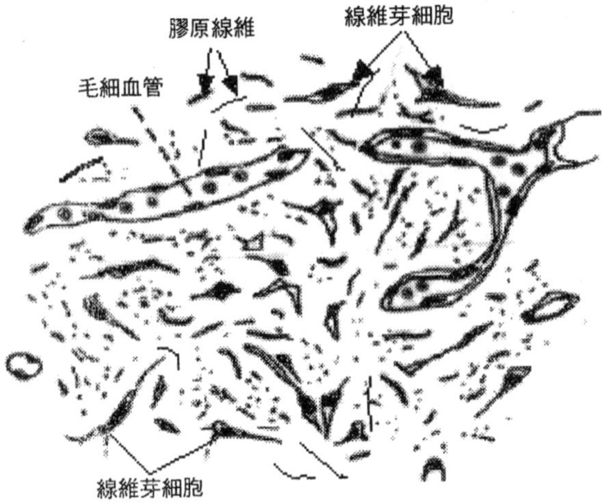
膠原線維
線維芽細胞
毛細血管
線維芽細胞

図62　肉芽組織

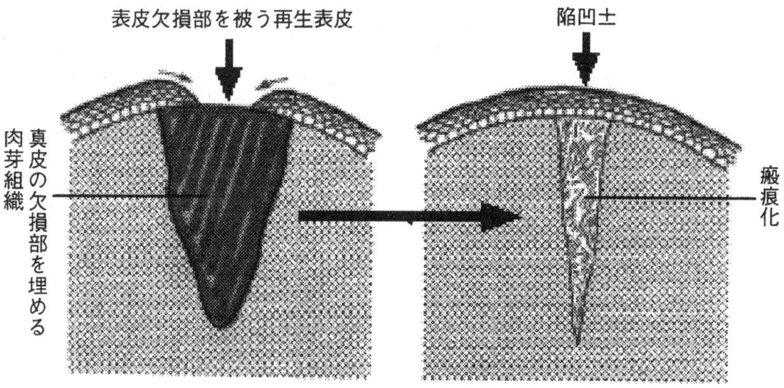
表皮欠損部を被う再生表皮
陥凹±
真皮の欠損部を埋める
肉芽組織
瘢痕化

図63　皮膚の創傷治癒過程

・傷害組織の破壊・消失後、組織の欠損部は以下のように、肉芽組織で補充される。

外傷（創傷）、炎症、壊死・梗塞などによる生体組織の破壊・欠損（＋）→**肉芽組織**（図62）による補充（＝**肉芽化**）↑→肉芽組織の膠原線維形成（**線維化**）↑→**瘢痕**（ハンコン）形成。

皮膚の創傷治癒では、真皮の欠損部は肉芽化↑→瘢痕化するが、欠損表皮は周囲の表皮より完全に再生・治癒する（図63）。

（3）異物の処理

生体内に存在する**自分自身でない要素**（外来性要素や自己の壊死組織など）＝**異物**として認識→生体防御反応により排除↑←以下の異物肉芽腫による処理のほか、炎症や免疫反応による処理もある。

＜**異物肉芽腫による処理**＞

・異物→**マクロファージ**（血液単球に由来）、**異物巨細胞**（複数のマクロファージの合体）＋線維芽細胞の集塊状増殖↑＝**異物肉芽腫**（図64）による封じ込み。

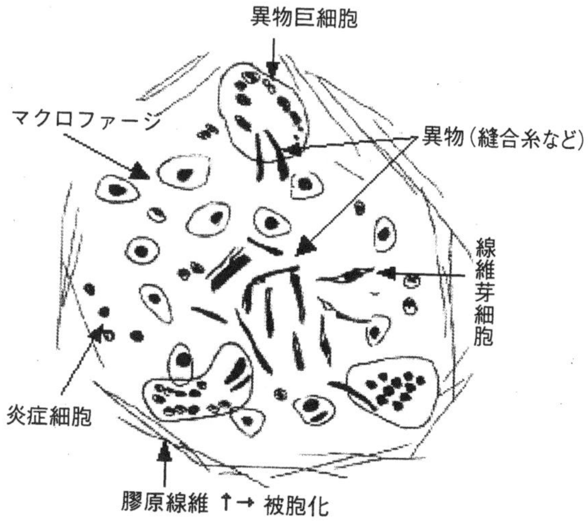
異物巨細胞
マクロファージ
異物（縫合糸など）
線維芽細胞
炎症細胞
膠原線維 ↑→ 被胞化

図64　異物肉芽腫

小さい異物→マクロファージによる貪食→酵素処理→分解。

大きい異物→異物巨細胞で。

・異物の分解処理↓→異物肉芽腫の周囲に膠原線維形成↑＝**被包化**→治癒の遅れ。

3．炎　症

(1) 意　義

生体の傷害組織を取り除こうとする**生体防御反応**である。この炎症反応によって私たちはさまざまな逆境から身を守られているが、ときには過剰な炎症反応が起こって死に至ることがある（肺炎などの例)。

＜原因（起炎因子）＞

病原性微生物（細菌、ウイルス、寄生虫など）の感染

物理的刺激（火傷、外傷など）

化学的刺激（毒物、薬物など）

アレルギー（免疫過敏反応)、など。

＜基本病変＞

以下の3過程が複合する複雑な病変：① **細胞・組織の傷害**→② **傷害局所の微小循環障害と滲出（シンシュツ）**→③ **細胞・組織の増殖**（修復）

(2) 炎症における滲出過程

滲出現象が炎症病巣成立の主役で、以下のように起こる。

起炎刺激→局所の細胞・組織傷害↑→微小循環系へ化学伝達物質が作用（肥満細胞→ヒスタ

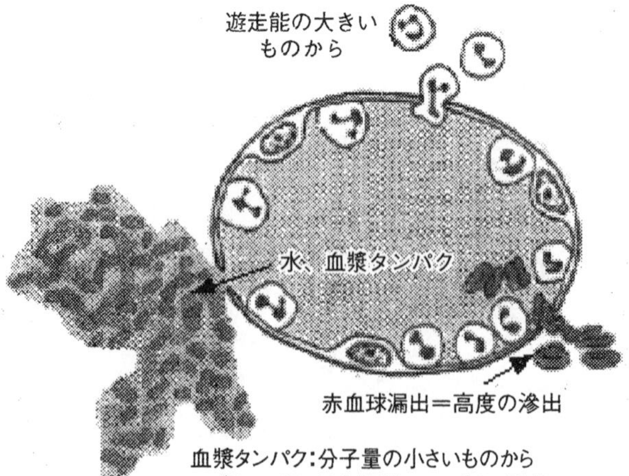
遊走能の大きい
ものから
水、血漿タンパク
赤血球漏出＝高度の滲出
血漿タンパク：分子量の小さいものから
フィブリノーゲンは血管外でフィブリン形成

図65　炎症における滲出

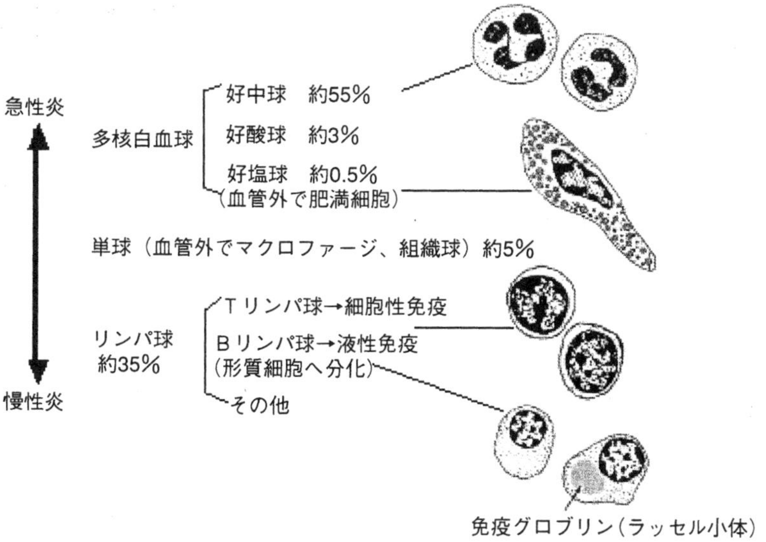
急性炎
慢性炎
多核白血球
好中球　約55％
好酸球　約3％
好塩球　約0.5％
（血管外で肥満細胞）
単球（血管外でマクロファージ、組織球）約5％
リンパ球
約35％
Tリンパ球→細胞性免疫
Bリンパ球→液性免疫
（形質細胞へ分化）
その他
免疫グロブリン（ラッセル小体）

図66　炎症に関わる白血球

ミン、血小板→セロトニン、血小板・内皮・好中球→プロスタグランディン、血漿キニノーゲン→キニン、など）↑→**充血**（＝発赤）↑→血管壁透過性亢進↑→血液液性成分は分子量の小さいものから、細胞は遊走能に応じて血管外へにじみ出る（**滲出**）（滲出順序；水＞フィブリノーゲンほか血漿タンパク質＞白血球＝好中球＞単球＞リンパ球＞形質細胞など）（図65、66）。

(3) 炎症の種類

炎症は滲出性炎症すなわち通常の炎症と、肉芽腫性炎症すなわち特殊性炎症に大別される。

A．滲出性炎症

1）漿液性炎症

水、フィブリノーゲン以外の血漿タンパク質の滲出↑→水様、透明液↑。**鼻風邪**、**アレルギー性鼻炎**など。

（附）**カタル性炎症**：粘膜表層の漿液性炎症で、付属粘液腺からの分泌が亢進するもの。**鼻カタル**、**胃カタル**など。

2）化膿性炎症

化膿菌（ブドウ球菌、レンサ球菌、肺炎双球菌、髄膜炎菌など）の感染→局所組織の傷害↑→滲出物中に好中球遊出↑→蛋白分解酵素の放出↑→組織の融解壊死↑＋壊れた好中球＝**膿**↑

＜病型＞

① **蜂窩織炎（蜂巣炎）**：化膿性炎症病巣で好中球が広い範囲に浸潤←化膿菌の毒力＞生体防御力（図67）。**急性虫垂炎**、**急性胆嚢炎**、**皮下**などで。

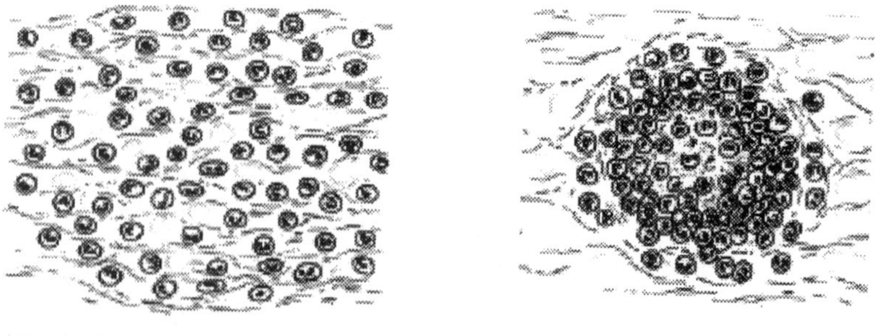

図67　蜂窩織炎（左）と膿瘍（右）

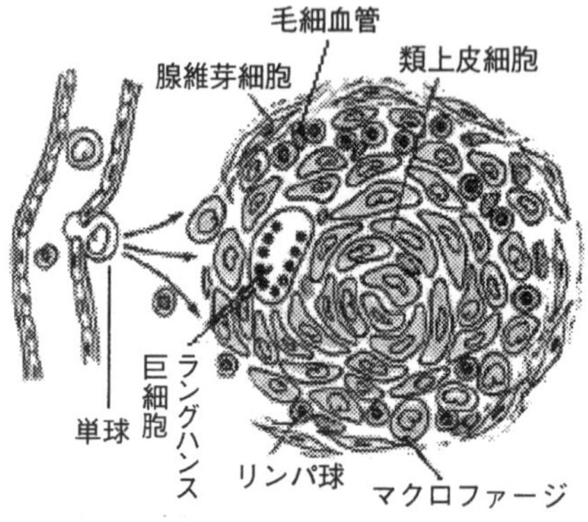
毛細血管
腺維芽細胞
類上皮細胞
ラングハンス巨細胞
単球
リンパ球
マクロファージ

図68　肉芽腫形成過程

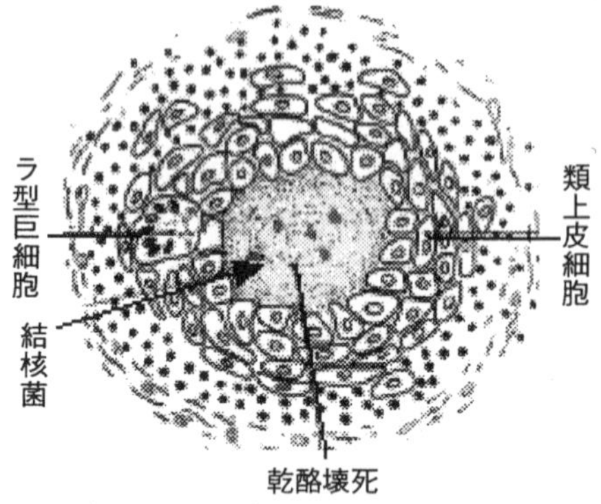
ラ型巨細胞
結核菌
類上皮細胞
乾酪壊死

図69　結核結節

② **膿瘍**：化膿性炎症病巣で好中球浸潤が一部に限局→膿の限局した貯留↑←生体防御力＞化膿菌の毒力（図67）。いわゆる**おでき**など、化膿性炎で最多型。膿瘍内腔が体表ないし体腔内へ交通＝**瘻孔**（ろうこう）（＋）→排膿------→治癒。

③ **蓄膿**：体腔内の化膿性炎→膿貯留↑。**化膿性副鼻腔炎**（一般的にいう蓄膿）、**化膿性関節炎**（関節蓄膿）、**化膿性胸膜炎**（**膿胸**）、**化膿性腹膜炎**（**化膿性腹水**）。

B. 肉芽腫性炎症（特殊性炎症）

1）**肉芽腫**（＝コンパクトな**マクロファージの集塊**）（図68）を形成する特殊な炎症。

2）**発生機序**

結核菌ほか→急性炎症反応による初期破壊の欠損→感染継続↑→遅延型アレルギー反応（アレルギー型を参照）↑→感作Tリンパ球より生理活性物質（リンフォカイン）放出↑→マクロファージの活性化↑→類上皮細胞化（腫大して密に配列するため上皮細胞に類似）、多核巨細胞化（ラングハンス巨細胞）を伴う小結節性病巣（＝肉芽腫）を形成↑→中心部に**乾酪壊死**（図68、69）。

3）**病変例**

結核症における**結核結節**（図69）が定型例。ほかに**梅毒**病変（←梅毒トレポネーマ感染）、

猫ひっかき病（←バルトネラ・ヘンシレ感染）・**鼠径リンパ肉芽腫**（←クラミディア・トラコマチス感染）、**サルコイドーシス**（原因不明、中心部壊死なし）、**リウマチ皮下結節**（**関節リウマチ**患者の一部で）などは、基本的にこのタイプの病変。

(4) 炎症の症状と経過

① 炎症は一般に急激に発症し、比較的短期間に治癒する。すなわち多くは**急性炎症**である。急性炎症の症状・徴候として、**発赤・腫脹・発熱・疼痛**が古くから象徴的。そのほか血液中の白血球特に**好中球増多**（**腸チフス、ウィルス性疾患では減少**）、**赤血球沈降速度の亢進**などが起こる。

② しかし一部の病気は短期間で治癒せず、長く継続→**慢性炎症**へ移行（一般に炎症が4～6週間以上つづくものを慢性とするが、これは病気のタイプごとに異なる）。

③ 急性炎か慢性炎かの決定は生体防御反応による効果と炎症性傷害の性格のかね合いで左右される。

④ 細菌、ウイルスなど抗原性のつよい起炎因子による炎症→慢性化するほど免疫反応の関与↑。

⑤ ほとんど**初期より慢性炎症として発症**するものあり←急性炎症の場合に比べ、起炎因子の毒性が低いことが多い。例：結核・梅毒・癩（ライ）・真菌症、無機物質による**異物炎**（肉芽腫）、自己免疫疾患（免疫を参照）など。

⑥ 敗血症：細菌感染巣から菌が血流に入ると→全身に感染巣散布→高熱・ショックなど重い症状出現。（例）扁桃炎など咽頭の溶連菌感染→細菌性心内膜炎→敗血症。

4．免　疫

(1) 定　義

自己と同一でないもの、すなわち「**非自己Not-self**」を認識し、攻撃・排除する生体防御反応が免疫反応。非自己と認識されるもの＝**抗原**。免疫反応が過剰な場合＝**過敏反応**ないしア

表5　リンパ球の種類とその働き

B細胞：10～20％、形質細胞に分化・成熟して抗体を産生
T細胞：60～80％
　ヘルパーT細胞（T_H、$CD4^+$）；抗原で活性化され、細胞性免疫↑（T_{H1}）、B細胞による抗体産生↑（T_{H2}）
　キラー・サプレッサーT細胞（T_S、$CD8^+$）；B細胞の抗体産生↓、T_C細胞↓
　細胞傷害性T細胞（T_C、$CD8^+$）；多くの活性因子を分泌し標的細胞を破壊
　遅延型過敏反応T細胞（T_D）；リンフォカイン産生→マクロファージ活性化↑→病原体などの貪食↑、肉芽腫形成↑→Ⅳ型（遅延型）アレルギー
　ナチュラル・キラー細胞（NK）；インターフェロンにより活性化され、ウイルスやガン細胞などを非特異的に破壊（自然免疫の1つ）

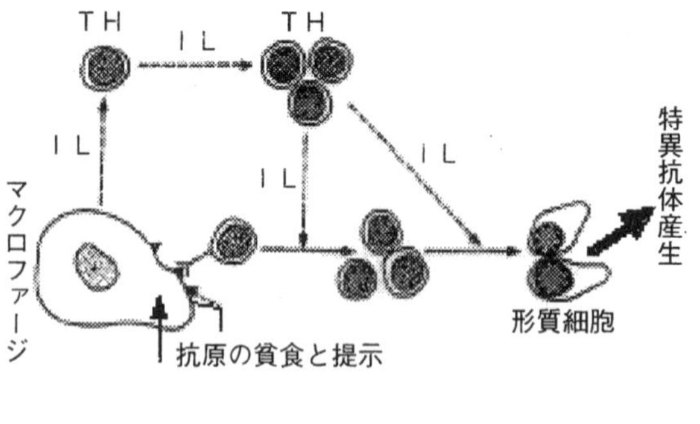
TH
IL
TH
IL
IL
IL
マクロファージ
特異抗体産生
形質細胞
抗原の貪食と提示

図70　特異抗体の産生過程
B：Bリンパ球、T_H：ヘルパーT細胞、IL：インターロイキン

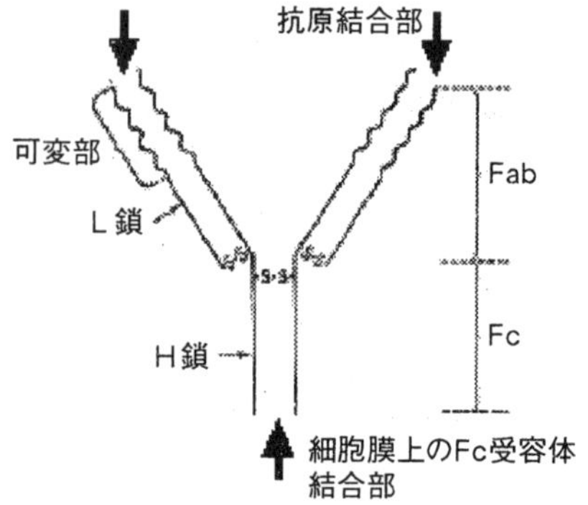
抗原結合部
可変部
L鎖
Fab
Fc
H鎖
細胞膜上のFc受容体
結合部

図71　免疫グロブリンの分子構造

レルギーと呼ぶ。ヒトには生まれながら備わる「**自然免疫**」と、環境との関わりで生後獲得する「**獲得免疫**」がある。自然免疫はマクロファージや好中球などによる貪食と抗原提示作用などを担い、獲得免疫はリンパ球による各種免疫反応を担う。

(2) 免疫担当細胞と免疫反応の2型

① **免疫を担当**する細胞は主に血液・リンパ液中の**リンパ球**と**マクロファージ**および**樹状細胞**で、リンパ球には表5のようなものがある。マクロファージ・樹状細胞は抗原貪食後→T、B細胞へ抗原を提示（**抗原提示細胞**）（図70）。

② **免疫介助細胞と物質**：肥満細胞（→ヒスタミンなど）、好中球（→貪食、酵素分解、活性酸素産生など）、好酸球（→アレルギー傷害の抑制作用が推定）、血小板（→セロトニンなど）、補体（細胞走化性・貪食性・細胞溶解性↑）、サイトカイン（＝リンフォカイン、インターロイキン、インターフェロン、腫瘍壊死因子TNFなど生理活性物質の総称）など。

③ **免疫反応の2型**

a．**液性免疫**

・抗原刺激→Bリンパ球→形質細胞に分化・成熟→**免疫グロブリン**（＝**抗体**）産生↑→**抗原と結合**→**中和・破壊**を起こす免疫機構。

・**マクロファージにより提示された特定の抗原**→初回感作時（最初にさらされたとき）の**記憶B細胞**がそれを認識→ヘルパーT細胞（T_{H2}）の援助を受け→特定抗原にのみ結合する**特異的抗体**を産生（図70）。

免疫グロブリン（Ig）

抗体は免疫グロブリンというタンパク質。1本ずつの重鎖（H）と軽鎖（L）が2個対称性に結合してY字形を形成。Yの両腕に抗原が結合、足で免疫反応細胞表面上のレセプターに結合（図71）。

タイプ＝ *Ig A*（粘膜、母乳などへ分泌）、*IgD*（微量、作用は不明）、*IgE*（肥満細胞表面に結合)、*IgG*（最多のIg、胎盤通過性)、*IgM*（最大分子量のIg、免疫反応の初期に↑)。

b．細胞性免疫

抗原に対して**Tリンパ球**（T_{H1}）**やマクロファージが直接レセプターで結合して攻撃す**るのが主な機構→それらの細胞が産生するサイトカイン（リンフォカイン)→マクロファージ活性化↑、Bリンパ球増生↑、好中球活性化↑も関与（図75)。

(3) アレルギーのタイプ

過剰な免疫反応すなわち**過敏症**により生体に傷害を起こすもの＝**アレルギー**。

反応様式からⅠ**型**、Ⅱ**型**、Ⅲ**型**、Ⅳ**型アレルギー**と４タイプに分けられる（図72、73、74、75. 各アレルギー型による代表的疾患を理解すること)。

Ⅰ型、Ⅱ型、Ⅲ型←液性免疫により、Ⅳ型←細胞性免疫による。

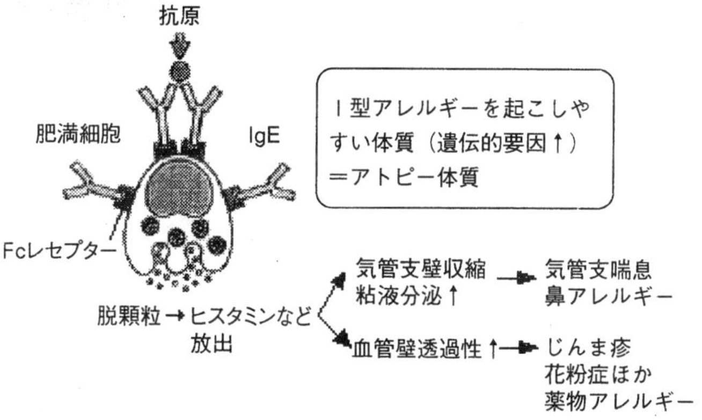
抗原
肥満細胞
IgE
Fcレセプター
Ⅰ型アレルギーを起こしやすい体質（遺伝的要因↑）＝アトピー体質
脱顆粒→ヒスタミンなど放出
気管支壁収縮
粘液分泌↑
気管支喘息
鼻アレルギー
血管壁透過性↑
じんま疹
花粉症ほか
薬物アレルギー

図72　Ⅰ型アレルギー（アナフィラキシー型）

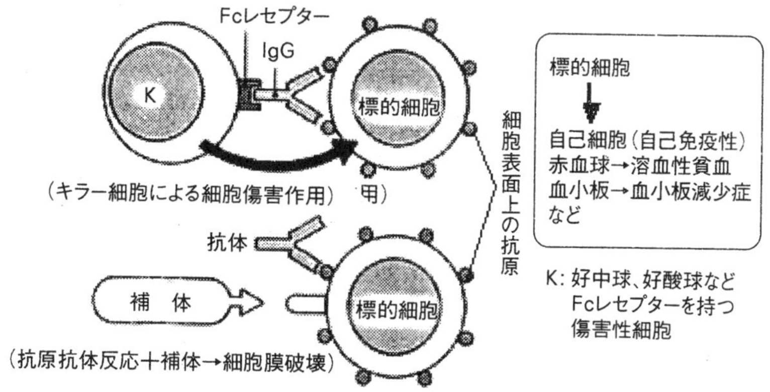
Fcレセプター
IgG
K
標的細胞
(キラー細胞による細胞傷害作用)
抗体
補　体
標的細胞
(抗原抗体反応＋補体→細胞膜破壊)
細胞表面上の抗原
標的細胞
自己細胞（自己免疫性）
赤血球→溶血性貧血
血小板→血小板減少症
など
K：好中球、好酸球など
Fcレセプターを持つ
傷害性細胞

図73　Ⅱ型アレルギー（細胞障害型）

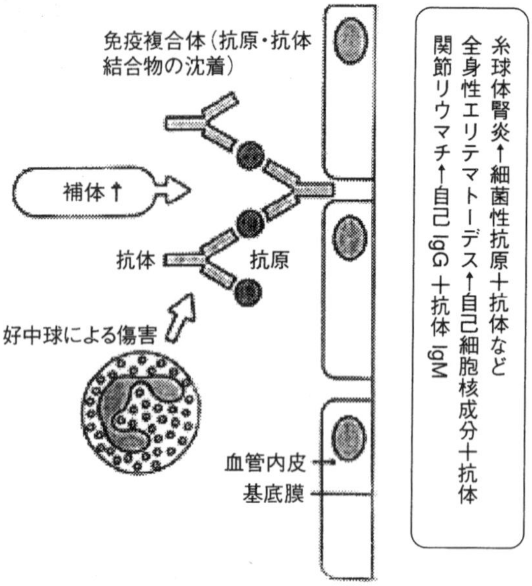
免疫複合体（抗原・抗体
結合物の沈着）
補体↑
抗体
抗原
好中球による傷害
血管内皮
基底膜
糸球体腎炎←細菌性抗原＋抗体など
全身性エリテマトーデス←自己細胞核成分＋抗体
関節リウマチ←自己 IgG ＋抗体 IgM

図74　III型アレルギー（免疫複合体型）

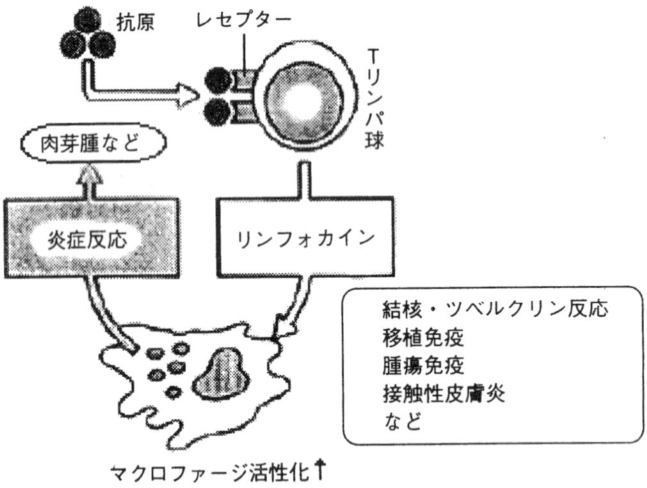
抗原
レセプター
Tリンパ球
肉芽腫など
炎症反応
リンフォカイン
結核・ツベルクリン反応
移植免疫
腫瘍免疫
接触性皮膚炎
など
マクロファージ活性化↑

図75　IV型アレルギー（細胞免疫型、遅延型）

(4) 免疫不全

液性ないし細胞性免疫、ときには両方の異常（＋）→感染症に対する抵抗性↓→正常者では病原性を示さない細菌などが病気を発生＝**日和見**（ヒヨリミ）**感染**：抗原性の低い真菌、サイトメガロ・ウイルス、カリニ原虫、メチシリン耐性黄色ブドウ球菌（MRSA）などによる。

①　先天性免疫不全

T細胞、B細胞のいずれか、または両方の先天的な機能的・数的障害→遺伝子治療の対象（アデノシン・ディアミナーゼ欠損症などで既に開始）。

② **後天性免疫不全**

悪性腫瘍、**糖尿病**、ネフローゼなど、他の重症疾患に続発。

エイズ（後天性免疫不全症候群）：HIVウイルス感染（←性行為、輸血など）→ヘルパーT細胞（T_H）の破壊↑→免疫不全↑→**カリニ肺炎**、**カポジ肉腫**（皮膚などの血管肉腫）→死亡。

(5) 自己免疫疾患

何らかの理由で自己の細胞を「非自己」として認識→外来抗原と同様に攻撃↑→Ⅱ、Ⅲ、Ⅳ型アレルギーが複雑に組み合わされ発症。

自己免疫性溶血性貧血、**血小板減少性紫斑病**←自己赤血球、血小板に対するⅡ型アレルギー（図73）。

全身性エリテマトーデス←自己DNAに対する、おもにⅢ型アレルギー（図74）。

関節リウマチ←自己IgGに対する、主にⅢ型アレルギー（図74）。

橋本病（自己免疫性甲状腺炎）←自己甲状腺組織に対する、主にⅣ型アレルギー（サイログロブリン・ホルモンやマイクロゾームに対するⅡ型アレルギーも関与が推定）（図75）。

バセドウ病←LATS（IgG）自己抗体が甲状腺濾胞上皮のレセプターに結合・刺激し、TSH同様の効果を呈す（＝Ⅴ型アレルギーと呼ぶものあり）。

(6) 移植免疫

① **同種移植**（同一種の1個体から他の個体へ移植）でも**主要組織適合抗原**（MHC抗原、ヒトではHLA）の高い一致率が必要→一致率が低いほど移植片への拒絶反応↑。

移植対象臓器＝角膜、腎臓、肝臓、心臓、肺、骨髄など。

② **移植拒絶反応**：MHC不適合の抗原を「非自己」として排除する反応←細胞傷害性T細胞（T_C、リンフォカインなど活性因子を分泌して標的細胞を破壊）によるⅣ型アレルギーが主役（図75）。

③ **GVH反応（移植片対宿主反応）**：移植拒絶反応の逆→移植片中に含まれるリンパ球がレシピエント（移植を受けた人）の組織を攻撃する、Ⅳ型アレルギー（図75）。リンパ球を含む血液全成分の輸血でもこの反応が発生。

付録1　生体構成レベル

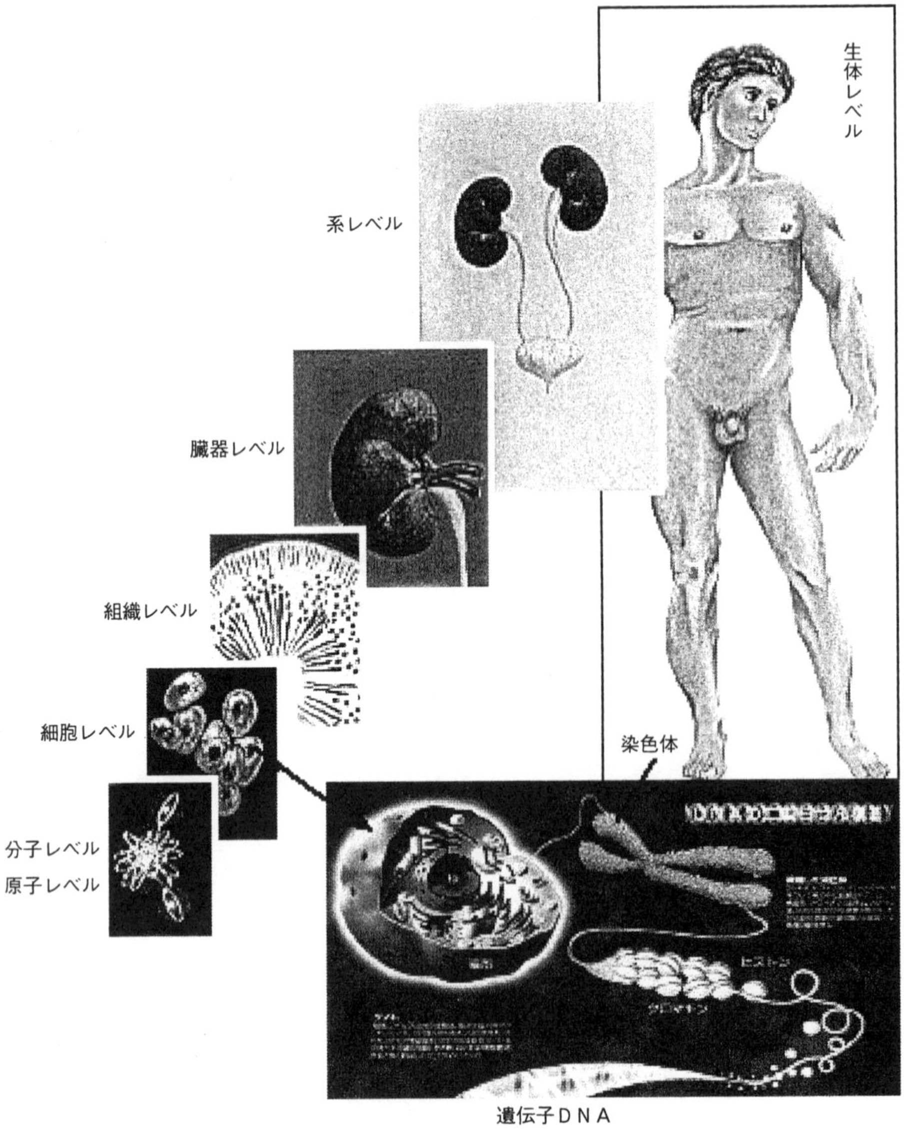

生体レベル
系レベル
臓器レベル
組織レベル
細胞レベル
分子レベル
原子レベル
染色体
遺伝子DNA

付録2　病理学総論用語集

病理学用語はそのまま臨床医学で用いられるものが多い。本書で用いた医学用語のうち、臨床的にも重要なものについて英語と対応させた。将来医療に関連する職種を目指す人達は、この程度の英語用語は理解できることが望ましい。

1. 病気、疾病（しっぺい）　Disease（ディジーズ）

pathology（パソロジー）	病理学（主に組織学的に病気を検査・研究）
autopsy（オートプシー）	剖検（病死者を解剖して検査）
biopsy（バイオプシー）	生検（病変の一部を病理検査・診断）
histology（ヒストロジー）	組織学（顕微鏡で組織を検査・研究）
cytology（サイトロジー）	細胞学（顕微鏡で細胞を検査・研究）

2. 細胞傷害／物質代謝障害　Cell injury（セル・インジュアリー）・Metabolic disturbance（メタボーリック・ディスターバンス）

atrophy（アトロフィー）	萎縮（いしゅく）
hydronehrosis（ハイドロネフローシス）	水腎症
cachexia（カケクシア）	悪液質
decubitus（デキュービタス）	褥瘡（じょくそう）
degeneration（ディジェナレーション）	変性
fatty liver（ファティー・リヴァー）	脂肪肝
obesity（オビーシティー）	肥満
gout（ガウト）	痛風
amyloidosis（アミロイドーシス）	アミロイド症
hyperlipidemia（ハイパーリピデミア）	高脂血症
arteriosclerosis（アルテリオスクレローシス）	動脈硬化症
atherosclerosis（アセロスクレローシス）	アテローム硬化症
diabetes mellitus（ダイアビーティーズ・メリタス）	糖尿病
icterus/jaundice（イクテルス/ジョーンディス）	黄疸
calculus（キャルクラス）	結石
lithiasis（リサイアシス）	結石症
necrosis（ネクローシス）	壊死（えし）
gangrene（ギャングリーン）	壊疽（えそ）

3. 循環障害 Circulatory disturbance（サーキュラートリ・ディスターバンス）

hyperemia（ハイパーレミア）	充血
anemia（アネミア）	貧血（赤血球数、ヘモグロビン量↓）
congestion（コンジェスション）	うっ血
ascites（アッサイティーズ）	腹水
hemorrhage（ヘモリジ）	出血
purpura（プルプラ）	紫斑病（しはんびょう）
hematemesis（ヘマトエメシス）	吐血（とけつ）
melena（メレナ）	下血（げけつ）
hemoptysis（ヘモプティシス）	喀血（かっけつ）
hematoma（ヒーマトーマ）	血腫（けっしゅ）
apoplexy（アポプレキシー）	卒中（脳循環障害→急激な神経障害）
blood（ブラッド）	血液
edema（イディーマ）	浮腫
thrombus（スランバス）	血栓（けっせん）
thrombosis（スランボーシス）	血栓症
coagulation（コアギュレーション）	凝固（ぎょうこ）
embolus（エンボーラス）	塞栓（そくせん）
embolism（エンボリズム）	塞栓症
infarct（インファークト）	梗塞（こうそく）
shock（ショック）	ショック
aneurysm（アニューリズム）	動脈瘤（どうみゃくりゅう）

4. 腫瘍（新生物） Neoplasia（ネオプレージア）

tumor（テューマー）	腫瘤（腫瘍）（しゅりゅう/しゅよう）
benign（ベナイン）	良性（の）
adenoma（アデノーマ）	腺腫
polyp（ポリープ）	ポリープ
hemangioma（ヘマンジオーマ）	血管腫
lipoma（リポーマ）	脂肪腫
malignant（マリグナント）	悪性（の）
cancer/carcinoma（キャンサー/カルチノーマ）	癌（腫）
squamous cell carcinoma（スクァマス・セル・カルチノーマ）	扁平上皮癌
adenocarcinoma（アデノカルチノーマ）	腺癌
transitional cell carcinoma（トランジショナル・セル・カルチノーマ）	移行上皮癌
sarcoma（サルコーマ）	肉腫（にくしゅ）
retinoblastoma（レチノブラストーマ）	網膜芽（細胞）腫（もうまくがしゅ/がさいぼうしゅ）
lymphoma（リンフォーマ）	リンパ腫

leukemia（リューケミア）	白血病
metastasis（メタスタシス）	転移
carcinoma in situ（CIS）（カルチノーマ・イン・サイテュー）	上皮内癌
dysplasia（ディスプレイジア）	異形成

5. 先天性異常 Congenital anomaly（コンジェニタル・アノマリー）

gene（ジーン）	遺伝子
genome（ジーノム）	ゲノム（全遺伝子情報）
mutation（ミューテーション）	（遺伝子）突然変異
phenylketonuria（フェニールケトンユリア）	フェニールケトン尿症
hemophilia（ヘモフィリア）	血友病
chromosome（クロモソーム）	染色体
Down's syndrome（ダウンス・シンドローム）	ダウン症候群
malformation（マールフォーメイション）	奇形
cleft lip/palate（クレフト・リップ/パレート）	唇（口蓋）裂（しんれつ/こうがいれつ）

6. 老　化 Aging（エイジング）

senile（シーナイル）	老人性（の）
dementia（ディメンチア）	痴呆（ちほう）
Alzheimer's disease（アルツハイマース・ディジーズ）	アルツハイマー病
emphysema（エンフィジーマ）	肺気腫（はいきしゅ）
osteoporosis（オステオポローシス）	骨粗鬆症（こつそしょうしょう）

7. 増殖性変化／修復 Proliferative change/Repair（リペアー）

metaplasia（メタプレジア）	化生（かせい）
hypertrophy（ハイパートロフィー）	肥大
hyperplasia（ハイパープレジア）	過形成
regeneration（リジェナレーション）	再生
foreign body（フォリン・ボディー）	異物
granulation（グラニュレーション）	肉芽（化）（にくげ）
fibrosis（ファイブローシス）	線維化
scar (ring)（スカー/リング）	瘢痕（化）（はんこん）
healing（ヒーリング）	治癒

8. 炎　症 Inflammation（インフラメーション）

acute（アキュート）	急性（の）
chronic（クローニック）	慢性（の）
～ itis（～サイティス）	～炎（例；appendicitis 虫垂炎）

neutrophil（ニュートロフィル）	好中球
exudation（エクスズデイション）	滲出（しんしゅつ）
catarrh (al)（カタル、カタラール）	カタル（性の）
pus（パス）	膿（のう、うみ）
suppuration（サプレイション）	化膿
abscess（アブセス）	膿瘍（のうよう）
empyema（エンピェーマ）	蓄膿（ちくのう）
granuloma（グラヌローマ）	肉芽腫（にくげしゅ）
tuberculosis（テュバキュローシス）	結核
tuberculoma（テュバキュローマ）	結核結節
pneumonia（ニューモニア）	肺炎

9. 免　疫 Immunity（イミューニティー）

antigen（アンティジェン）	抗原（こうげん）
antibody（アンティボディー）	抗体（こうたい）
immunoglobulin（イミュノグロブリン）	免疫グロブリン
lymphocyte（リンフォサイト）	リンパ球
macrophage（マクロファージ）	マクロファージ
phagocytosis（ファゴサイトーシス）	貪食（どんしょく）
mast cell（マスト・セル）	肥満細胞
eosinophil（エオシノフィル）	好酸球
anaphylaxis（アナフィラキシス）	アナフィラキシー
bronchial asthma（ブランキアル・アズマ）	気管支喘息（きかんしぜんそく）
urticaria（アーティケアリア）	蕁麻疹（じんましん）
atopy（アトピー）	アトピー
rheumatoid arthritis（リューマトイド・アースライティス）	関節リウマチ
glomerulonephritis（グロメルロネフライティス）	糸球体腎炎（しきゅうたいじんえん）
autoimmune（オートイミューン）	自己免疫性（の）
immunodeficiency（イミュノデフィシエンシー）	免疫不全（めんえきふぜん）
opportunistic infection（オポチュニスティク・インフェクション）	日和見感染（ひよりみかんせん）
AIDS（acquired immunodeficiency syndrome）（エイズ）	後天性免疫不全症候群
graft rejection（グラフト・リジェクション）	移植（片）拒絶（反応）
GVH（graft-versus-host）reaction（ジィヴィエイチ）	移植片対宿主反応

付録3　病理学に関する国家試験過去問題集

凡例　AD：管理栄養士、PT/OT：理学療法士・作業療法士、
ST：言語聴覚士、MT：臨床検査技師、Ns：看護師
［　］原文補遺、（　）伊藤による補遺、予想解答：最終頁

1．病　因

2．細胞傷害（退行性変化）

問題1　長期臥床の合併症はどれか（ST検試）。

a　廃用性筋萎縮
b　肥満
c　心筋梗塞
d　褥瘡
e　四肢関節拘縮

1. a、b、c　　2. a、b、e　　3. a、d、e　　4. b、c、　　5. c、d、e

問題2　細胞や組織の障害に関する記述である。誤っているのはどれか（AD国試）。

（1）壊死は病理学的に細胞核および細胞質の変化で判断する。
（2）（湿性）壊疽は死滅した組織が腐敗菌の感染で2次的に強い変化を起こしたものである。
（3）死滅した組織は融解とか貪食などで処理されるか、または器質化される。
（4）放射線に対する感受性は、神経細胞では高く、腸粘膜や造血器の細胞では低い。
（5）腎臓、脳、肝臓は血圧の低下や酸素不足に敏感である。

問題3　壊死の背景となる病変としての記述である。誤っているのはどれか（AD国試）。

（1）褥瘡
（2）火傷
（3）急性膵炎
（4）胆石症
（5）心筋梗塞

問題4　脂肪肝の原因に関する記述である。誤っているのはどれか（AD国試）。

（1）たんぱく質の摂取不足
（2）アルコールの過剰摂取
（3）食物繊維の過剰摂取
（4）脂肪の過剰摂取
（5）中毒

問題5　萎縮についての記述である。誤っているのはどれか（AD国試）。

（1）アルツハイマー型老年痴呆は加齢とともに神経細胞の減少や老人斑があらわれ、脳の萎縮を

伴う。

(2) 萎縮腎は実質の変性、萎縮にともない間質の結合組織が増殖して表面が顆粒状を示す。

(3) すべて臓器はいったん萎縮するとその原因がなくなっても回復しない。

(4) 萎縮によって生じた組織や細胞の間隙は脂肪組織でうめられることがある。

(5) 睾丸や骨髄など増殖のさかんな組織は放射線照射により萎縮がおこる。

問題6 萎縮と低形成についての記述である。正しい組み合わせはどれか（AD国試）。

a 全身栄養状態の低下、軟部組織の萎縮は褥瘡の悪化要因である。

b 骨格筋の廃用性萎縮は筋線維の大きさと数（主に大きさ）の減少による。

c 栄養障害が起こると最初に萎縮するのは脂肪組織である。

d 低形成は臓器、組織が正常の大きさにまで成長しないことをいう。

(1) acdのみ (2) abのみ (3) bcのみ (4) dのみ (5) a～dのすべて

問題7 萎縮についての記述である。誤っているのはどれか（AD国試）。

(1) 臓器の萎縮では、細胞容積が減少するとともに細胞数も減少する。

(2) アルツハイマー型脳萎縮には神経細胞にアミロイドの沈着をともなう。

(3) 骨格筋に加わる刺激が減少すると廃用性萎縮をおこし、再び刺激が加わってももとにもどらない。

(4) 急性黄色肝萎縮（劇症肝炎）は、肝細胞の広範な急性壊死の結果おこったものである。

(5) 萎縮性肝硬変では炎症とか（による）肝細胞の壊死によって細胞が消失し、その代わり（肝細胞の結節状再生と）結合織が増え、肝表面に凹凸を生じる。

問題8 生体内に起こる局所的な細胞や組織の死に関する記述である。正しいのはどれか（AD国試）。

(1) 凝固壊死は脳軟化症でみられる。

(2) 融解壊死は結核結節の乾酪壊死巣で見られる。

(3) 壊死により組織が崩壊した部分は修復されない。

(4) 細胞死の中でプログラム化された細胞死をアポトーシスという。

(5) 受け身の変化で起こる壊死とアポトーシスによる細胞死は形態学的に同じである。

問題9 萎縮の要因でないのはどれか（PT/OT国試）。

1．労作量の増加

2．栄養の欠乏

3．血流の減少

4．神経支配の消失

5．内分泌刺激の減少

問題10 死後、自己融解を最も起こしやすいのはどれか（MT国試）。

1．心臓

2．肺臓

3．脳

4．膵臓

5．骨

問題11　細胞内呼吸を行うための小器官はどれか（MT国試）。

1．ライソソーム
2．中心小体
3．糸粒体
4．粗面小胞体
5．滑面小胞体

問題12　アルコール性肝炎の組織所見と最も関係の深いのはどれか（MT国試）。

1．脂肪変性
2．風船細胞
3．胆汁うっ滞
4．リンパ球浸潤
5．削り取り現象［Piecemeal necrosis］

3. 異常物質の沈着、代謝障害

問題1　結石についての記述である。誤っているのはどれか（AD国試）。

(1) 最近の日本人の胆石は（地域により）、ビリルビン結石よりもコレステロール結石の方が多い（ことがある）。
(2) 胆石の成り立ち（に）は、胆嚢（道）内の炎症性滲出物が核になり胆汁成分が加わって形成される（ものがある）。
(3) 胆石のうち、ビリルビン結石は黒褐色で非常に硬い。
(4) 腎結石のうち、尿酸結石やシュウ酸結石は硬くて桑実状であるが、リン酸結石はもろくてつぶれやすい。
(5) 腎結石は副甲状腺機能亢進で尿中のカルシュウム塩濃度が上昇したときにもできる。

問題2　代謝性疾患についての記述である。誤っているのはどれか（AD国試）。

(1) フェニルケトン尿症などの先天性代謝異常は、代謝酵素の先天的な欠損による。
(2) アミロイドーシスでは、アミロイドが肝、腎、脾（などの）血管壁に沈着する（ものがある）。
(3) 脂質蓄積症の典型は、ゴーシェ病やニーマン・ピック病にみられる。
(4) ウイルソン病は、遺伝性の鉄代謝異常の代表的な疾患である。
(5) 痛風発作は、尿酸ナトリウムが母指関節（などに）沈着しておこる。

問題3　糖尿病の原因と病態に関する記述である。誤っているのはどれか（AD国試）。

(1) Ⅰ型糖尿病にはウイルス感染による自己免疫疾患が原因のこともある。
(2) Ⅱ型糖尿病ではインスリン標的器官の細胞膜の異常が原因のこともある。
(3) クッシング症候群や甲状腺機能亢進症でも二次的に糖尿病が発症する。
(4) ケトアシドーシスは肝臓と筋肉におけるインスリン作用の不足が主因である。
(5) 糖尿病では網膜や腎臓の細小血管に硬化性病変をおこしやすい。

問題4　糖尿病の合併症についての記述である。誤っているのはどれか（AD国試）。

(1) 微小血管の障害は、心筋梗塞や脳梗塞を引き起こしやすい。
(2) 糖尿病性腎症から、腎不全になることが少なくない。

(3) 糖尿病性網膜症により失明することはない。
(4) 糖尿病性神経症の結果、腱反射の低下がおこる。
(5) 高脂血症を伴うことが少なくない。

問題5 糖尿病の合併症についての記述である。誤っているのはどれか（AD国試）。
(1) 感染症にかかりやすく、また治癒しにくい。
(2) 末梢神経障害を起こし、知覚異常をきたすことがある。
(3) 血液中にケトン体が増加し、アシドーシスをおこすことがある。
(4) 網膜症をおこして視力低下をきたすことがある。
(5) 小（～中等大の）血管よりもむしろ大動脈に硬化性病変をおこしやすい。

問題6 痛風についての記述である。誤っているのはどれか（AD国試）。
(1) 尿酸代謝の異常による疾患である。
(2) 痛風結節は尿酸塩結晶を多量に含んでいる。
(3) 尿酸塩の結晶は、関節だけでなく腎臓の乳頭部にも沈着しやすく、腎障害を引き起こす。
(4) 高尿酸血症は外因性のものだけにみられる。
(5) 痛風発作は多くの場合、足の親指に生じる。

問題7 無機物質の代謝異常についての記述である。誤っているのはどれか（AD国試）。
(1) 副甲状腺の機能低下では低カルシウム血症をきたし、テタニーを起こす（ことがある）。
(2) ビタミンDが欠乏すると、小児ではクル病、成人では骨軟化症になる。
(3) アテローム硬化巣や梗塞巣にはカルシウムの沈着がよくみられる。
(4) 胆石症でビリルビン結石が増えるのは脂質摂取が増大したためである。
(5) 先天性鉄代謝異常症のヘモクロマトーシスでは全身に鉄（ヘモジデリン）が沈着する。

問題8 黄疸についての記述である。誤っているのはどれか（AD国試）。
(1) 黄疸は血液中にビリルビンが増加したためにおこり、ビリルビンには直接型（抱合型）と間接型（非抱合型）とがある。
(2) 新生児の生理的黄疸は胎生期の赤血球の崩壊によりおこり、間接型ビリルビンが増加する。
(3) 閉塞性黄疸では胆汁が小腸に排泄されにくいため脂肪の消化・吸収が悪い。
(4) 閉塞性黄疸では直接型ビリルビンの増加がみられ、完全閉塞になると尿中ウロビリノーゲンは陰性となる。
(5) 閉塞性黄疸が長期継続しても肝細胞には変性・壊死をおこさない。

問題9 色素代謝異常についての記述である。正しいものの組合せはどれか（AD国試）。
a ヘモジデローシスでは、赤血球の過剰な崩壊により、血鉄素が沈着する。
b アジソン病では、皮膚や口腔粘膜にメラニン色素の沈着がみられる。
c 悪性黒色腫は、メラニンを産生する色素細胞が悪性化したものである。
d 核黄疸は、胆汁色素が大脳基底核に沈着したもので、脳障害を残す。
(1) aのみ (2) abのみ (3) acdのみ (4) bcのみ (5) a～dのすべて

問題10 代謝異常に関する記述である。誤っているのはどれか（AD国試）。
(1) 糖原病では、グリコーゲンの代謝に関与する酵素が欠損しており、フォンギールケ病がその代表である。
(2) ニーマンピック病では、脳を含む全臓器にスフィンゴミエリンが蓄積する。

(3) フェニルケトン尿症は先天性アミノ酸代謝異常症の一つで、患者の尿を放置すると黒変するのが特徴である。
(4) ヘモクロマトーシスでは、ヘモジデリンの沈着によって、糖尿病や肝硬変が生じることがある。
(5) アミロイドーシスでは、特異な異常たんぱくが微小なフィラメント状となって、血管、結合組織、基底膜などに沈着する。

問題11 粥状硬化した動脈にみられないのはどれか（PT/OT国試）。

1．コレステロール沈着
2．アミロイド沈着
3．石灰沈着
4．潰瘍形成
5．血栓形成

問題12 痛風について誤っているのはどれか（PT/OT国試）。

1．男性に多い。
2．疼痛発作は足母指MP関節に多い。
3．高尿酸血症がみられる。
4．腎障害を合併する。
5．脂肪制限食が有効である。

問題13 痛風について誤っているのはどれか（PT/OT国試）。

1．男性に多い。
2．発作は足の母指ＭＰ関節に多い。
3．血中尿酸値が高い。
4．腎障害を合併する。
5．白内障を合併する。

問題14 痛風について誤っているのはどれか（PT/OT国試）。

1．飲酒が誘因となる。
2．男性に多い。
3．高尿酸血症がみられる。
4．高蛋白食が（治療に）有効である。
5．（治療上）尿をアルカリ性に保つ。

問題15 代謝性疾患で誤っている組合せはどれか（PT/OT国試）。

1．糖原病――――――グリコーゲン
2．痛　風――――――尿　酸
3．高脂血症―――――コレステロール
4．ウイルソン病―――銅
5．周期性四肢麻痺――カルシウム

問題16 変性疾患でないのはどれか（PT/OT国試）。

1．シャイ・ドレーガー症候群
2．シヤルコー・マリー・トウース病
3．パーキンソン病

4．ハンチントン舞踏病
5．ギラン・バレー症候群

問題17 アミロイドで正しいのはどれか（MT国試）。

1．糖脂質である。
2．重屈折性をもつ。
3．黄色偏光を示す。
4．アザン染色で証明する。
5．電子顕微鏡では観察できない。

問題18 メラニン色素の代謝障害はどれか（MT国試）。

1．アジソン病
2．ゴーシェ病
3．痛風
4．黄色腫
5．褐色萎縮

問題19 肝後性（閉塞性）黄疸を呈する疾患はどれか（MT国試）。

a 胎児赤芽球症
b 急性肝炎
c 肝硬変症
d 総胆管結石
e 膵頭部癌

1. a、b　　2. a、e　　3. b、c　　4. c 、d　　5. d、e

問題20 血色素に由来するのはどれか（MT国試）。

a リポフスチン
b 胆汁色素
c ヘマトイジン
d ヘモジデリン
e セロイド色素

1. a、b、c　　2. a、b、e　　3. a、d、e　　4. b、c、d　　5. c、d、e

問題21 正しいのはどれか（Ns国試）。

1．パーキンソン病では脊髄後索の脱髄が認められる。
2．アルツハイマー病では大脳の萎縮が認められる。
3．筋萎縮性側索硬化症では知覚障害が認められる。
4．多発性硬化症は高齢者に多く発病する。

問題22 誤っているのはどれか（Ns国試）。

1．アルツハイマー病では大脳に高度の萎縮がみられる。
2．多発性硬化症では増悪と寛解とが反復する。
3．パーキンソン病の特徴の一つに筋固縮がある。
4．筋萎縮性側索硬化症では痴呆を伴う。

4. 循環障害

問題1 次の語句のうち正しいものはどれか（ST検試）。

(1) 出血とは血液の全成分が血管外に出ることである。
(2) 血栓症とは血管内で血液の凝塊をつくることである。
(3) 塞栓症とは血管内にはこばれた物質により、血管腔が閉塞または狭窄された状態である。
(4) 梗塞症とは終動脈が急に閉塞され，灌流領域が壊死におちいることである。

a.(1)、(3)、(4)　b.(1)、(2)　c.(2)、(3)　d.(4)のみ　e.(1)〜(4)のすべて

問題2 循環性障害でないのはどれか（ST国試）。

1．充血
2．うっ血
3．貧血
4．虚血
5．出血

問題3 浮腫についての記述である。誤っているのはどれか（AD国試）。

(1) クッシング症候群に見られる浮腫は、栄養障害が直接の原因になっている。
(2) うっ血性心不全の場合には、静脈にうっ血を生じ浮腫が起こる。
(3) クワシオコールでみられる浮腫は、たんぱく質の摂取が不足するためである。
(4) ネフローゼ症候群でみられる浮腫は、体内から多量のたんぱく質が失われるためである。
(5) 急性炎症で起こる局所的浮腫は毛細血管壁の透過性が亢進するためである。

問題4 血栓についての記述である。誤っているのはどれか（AD国試）。

(1) 血栓が生じて動脈が急につまると、その支配領域に壊死を生ずる。
(2) 血栓はやがて器質化され、再び血流が流れる（再開される）ことはない。
(3) 古い血栓は石灰化して結石を作ることがある。
(4) 血栓の形成はうっ血や血管内皮の障害があるとおこりやすい。
(5) 赤色血栓は赤血球が多く、白色血栓は血小板やフィブリンが多い。

問題5 梗塞についての記述である。正しいものの組み合わせはどれか（AD国試）。

a　終動脈の閉塞によって起こる局所的な組織の壊死をいう。
b　血栓や塞栓によることが多いが、動脈硬化症も原因となる。
c　出血性梗塞は、腎臓や膵臓でみられる。
d　貧血性梗塞は、肺や腸管でみられる。
e　梗塞の性状は、脳では凝固壊死の形をとる。

(1) aとb　(2) aとe　(3) bとc　(4) cとd　(5) dとe

問題6 循環障害に関する記述である。誤っているのはどれか（AD国試）。

(1) 充血とは局所の静脈血が増加することであり、うっ血は動脈血の増加した状態である。
(2) 食道静脈瘤は傍側循環として食道粘膜下の静脈が怒張したものである。
(3) ショックとは循環血液量が少なくなり心肺機能の低下した状態をいう。
(4) 潜函病は（高圧下で）血中に溶解していた空気（中ガス）が（減圧後のガス化で）遊離して起こった空気（ガス）塞栓症である。
(5) 梗塞とは終動脈の閉塞により末梢の（支配）組織が壊死することをいう。

問題7 低栄養性浮腫の原因についての記述である。正しいのはどれか（AD国試）。

(1) 毛細血管内圧の上昇
(2) 毛細血管の透過性亢進
(3) 血漿膠質浸透圧の低下
(4) リンパ管の循環障害
(5) コルチゾールの過剰分泌

問題8 ショックについての記述である。正しいものの組合せはどれか（AD国試）。

a 広範な火傷は大量の体液の喪失によってショックをひき起こす。
b 心原性ショックは急性心筋梗塞でみられる。
c 敗血症でみられるショックは細菌の内毒素が原因である。
d ペニシリンショックはアナフィラキシーによる。

(1) ab のみ　(2) acd のみ　(3) bcのみ　(4) dのみ　(5) a～dのすべて

問題9 循環障害に関する記述である。誤っているのはどれか（AD国試）。

(1) 左心不全では、慢性肺うっ血が起こる。
(2) 右心不全では、うっ血性肝硬変が起こる（ことがある）。
(3) アテローム硬化病巣には、泡沫細胞を認める（ことがある）。
(4) 肝硬変では、下肢静脈瘤が生じる。
(5) 心冠状動脈の閉塞で、虚血性梗塞が起こる。

問題10 循環障害に関する記述である。正しいものの組合せはどれか（AD国試）。

a 充血は、静脈血が局所的に大量に流入する状態である。
b 右心不全による肺のうっ血は肺水腫を引き起こす。
c 肝硬変による門脈圧亢進症では傍側（副側）循環のため食道静脈瘤などが生ずる。
d 出血や火傷によって大量の体液が失われると、ショックを引き起こす。

(1) aとb　(2) aとc　(3) aとd　(4) bとc　(5) cとd

問題11 循環障害について誤っている組合せはどれか（PT/OT国試）。

1．充　血———毛細血管の断裂
2．うっ血———静脈血の停滞
3．梗　塞———血管閉塞による壊死
4．塞　栓———血管の閉塞物
5．浮　腫———血漿成分の血管外漏出

問題12 浮腫を生じないのはどれか（PT/OT国試）。

1．肝硬変
2．ネフローゼ症候群
3．血栓性静脈炎
4．アジソン病
5．心不全

問題13 浮腫の原因で誤っているのはどれか（PT/OT国試）。

ア．血管透過性の亢進
イ．リンパ管の閉塞

ウ．Naと水分との貯留
エ．血漿蛋白量の増加
オ．毛細血管圧の低下

1. ア、イ　2. ア、オ　3. イ、ウ　4. ウ、エ　5. エ、オ

問題14 門脈循環障害でみられないのはどれか（PT/OT国試）。

1．痔　核
2．脾　腫
3．梗　塞食道静脈瘤
4．下肢静脈血栓症
5．メドゥサの頭

問題15 虚血性心疾患の病態と最も関連があるのはどれか（PT/OT国試）。

1．心筋炎
2．大動脈硬化
3．肺循環不全
4．冠動脈硬化
5．心弁膜不全

問題16 脳血管障害について誤っているのはどれか（PT/OT国試）。

1．高血圧と動脈硬化とが危険因子として重要である。
2．脳出血の原因として動脈壁の線維素性壊死が関与する。
3．若年者の脳出血では動静脈奇形などによる。
4．脳血栓の原因として心弁膜症が重要である。
5．脳動脈瘤は脳底部に好発する。

問題17 誤っているのはどれか（MT国試）。

1．浮腫は血液膠質浸透圧の増加で生じる。
2．血栓は塞栓症の原因となる。
3．血管が破綻しなくても出血する。
4．肺には出血性梗塞が生じる。
5．うっ血は組織障害の原因となる。

問題18 出血性梗塞を起こしやすいのはどれか（MT国試）。

1．心臓
2．腎臓
3．大脳
4．脾臓
5．肺

問題19 血栓の形成条件はどれか（MT国試）。

a　血流の緩徐
b　血液凝固性の減退
c　出血性素因の増大
d　血液粘着性の減少

e　血管内皮の障害

1. a、b　2. a、e　3. b、c　4. c、d　5. d、e

問題20　急性心筋梗塞にみられる病変はどれか（MT国試）。

1．出血性壊死
2．フイブリノイド壊死
3．凝固壊死
4．融解壊死
5．乾酪壊死

問題21　門脈の側副［傍側］循環路とならないのはどれか（MT国試）。

1．肝静脈
2．食道静脈叢
3．直腸静脈叢
4．臍傍静脈
5．上腹壁静脈

問題22　浮腫の原因で誤っているのはどれか（MT国試）。

1．リンパ管の閉塞
2．毛細血管壁の透過性亢進
3．毛細血管内圧の低下
4．低蛋白血症
5．右心不全

問題23　静脈に関係する病態はどれか（MT国試）。

a　うっ血
b　貧　血
c　充　血
d　虚　血
e　（右心不全）

1. a、b　2. a、e　3. b、c　4. c、d　5. d、e

問題24　うっ血による変化はどれか（MT国試）。

a　痔静脈瘤
b　にくずく肝
c　心臓病細胞
d　動脈瘤
e　象皮病

1. a、b、c　2. a、b、c　3. a、d、e　4. b、c、d　5. c、d、e

問題25　動脈瘤を起こす病変はどれか（MT国試）。

a　門脈圧亢進症
b　肺動脈塞栓症
c　梅毒性大動脈炎
d　大動脈粥状硬化症

e　マルファン［Marfan］症候群

1. a、b、c　2. a、b、e　3. a、d、e　4. b、c、d　5. c、d、e

問題26　正しいのはどれか。

a　クモ膜下出血は脳底部の動脈瘤破裂によることが多い（MT国試）。

b　食道静脈瘤破裂は肝硬変に併発する。

c　塞栓性脳梗塞は心内膜炎の患者に好発する。

d　脳出血は前大脳動脈支配領域に好発する。

e　心筋梗塞は右冠動脈支配領域に好発する。

1. a、b、c　2. a、b、e　3. a、d、e　4. b、c、d　5. c、d、e

問題27　誤っている組合せはどれか（MT国試）。

1．血栓――器質化――肉芽増生
2．梗塞――壊　死――終動脈
3．出血――線維素――ヘモジデリン
4．栓子――塞　栓――空気
5．充血――動　脈――チアノーゼ

問題28　貧血性梗塞が発生しにくい臓器はどれか（MT国試）。

1．脳
2．心
3．肺
4．脾
5．腎

問題29　ショック症状でないのはどれか（ST国試）。

1．頻脈
2．乏尿
3．血圧低下
4．意識状態の変化
5．皮膚紅潮

問題30　誤っている組合せはどれか（Ns国試）。

1．動脈性塞栓――肺塞栓
2．静脈性塞栓――脳塞栓
3．脂肪塞栓―――ショック肺
4．腫瘍塞栓―――血行性転移

問題31　チアノーゼについて誤っているのはどれか（Ns国試）。

1．血中還元ヘモグロビンの絶対量が減少する。
2．一般に口唇，爪床で観察される。
3．酸素欠乏の目安となる。
4．呼吸困難がみられる。

問題32 フアロー四徴症に該当しないのはどれか（Ns国試）。

1．心室中隔欠損
2．心房中隔欠損
3．大動脈右方転位（騎乗）
4．右心室肥大

5. 腫瘍

問題1 悪性腫瘍について正しいものはどれか（ST国試）。

(1) 遺伝子に突然変異をきたし、細胞群が過剰に発育している状態。
(2) 発生器官のみならず個体に及ぼす影響が大きい。
(3) 腫瘍は浸潤、破壊的に増殖する。
(4) 血流、リンパ流、体腔をとおして転移する。

a.(1)、(3)、(4)　b.(1)、(2)　c.(2)、(3)　d.(4)のみ　e.(1)～(4)のすべて

問題2 悪性腫瘍の特徴でないのはどれか（ST国試）。

1．異型性
2．破壊性
3．分化性
4．浸潤性
5．転移性

問題3 近年、我が国における死因の第1位はどれか（ST国試）。

1．悪性新生物
2．脳血管疾患
3．心疾患
4．肺炎
5．不慮の事故

問題4 腫瘍についての記述である。誤っているのはどれか（AD国試）。

(1) 悪性腫瘍の細胞は良性のものに比べて異型性（が大）である。
(2) 悪性腫瘍は分化度の低い細胞からできている。
(3) 悪性腫瘍細胞の核小体は良性のもに比べて大きい。
(4) 良性腫瘍は一様の均質性の色調を示し、悪性腫瘍は多彩で、境界が不明である。
(5) 腫瘍組織は腫瘍細胞と間質からできており、良性のものは間質が多いが、悪性のものは間質が少ない。

問題5 腫瘍についての記述である。誤っているのはどれか（AD国試）。

(1) がんの発生にはイニシエーションとプロモーションの2段階がある。
(2) 一般に分化度が高くて異型性の弱い腫瘍は悪性である。
(3) 腺がんは消化管、扁平上皮がんは皮膚や（口腔・食道、子宮頸部）粘膜に多い。
(4) がんの転移には、リンパ行性、血行性、播種（性）の3種類がある。
(5) 機能性腫瘍とは、生理活性のあるホルモンを分泌する腫瘍をいう。

問題6 日本人のがんについての記述である。誤っているのはどれか（AD国試）。

(1) 気管支がんは、粘膜より発生し、40歳以上の女性に好発する。
(2) 肝細胞がんは、HBウイルス感染と関連がある。
(3) 食道がんの好発部位は、食道中部である。
(4) 胃がんの発生年齢は、50～60歳代で、男性に好発する。
(5)（日本人の）大腸がんの70％は、S状結腸や直腸にみられる。

問題7 腫瘍の転移についての記述である。誤っているのはどれか（AD国試）。

(1) 転移にはリンパ行性、血行性、播種（性）の3種類がある。
(2) 腫瘍の種類や原発巣により転移する部位は一定している。
(3) がんはリンパ行性に、肉腫は血行性に転移することが多い。
(4) 血行性転移が起こりやすい臓器は肺臓と肝臓である。
(5) ウイルヒョウ転移は胃がんなどにおいてみられる左鎖骨上窩のリンパ節への転移である。

問題8 腫瘍の原因についての記述である。誤っているのはどれか（AD国試）。

(1) ベンツピレンやニトロソアミンなどの化学物質には、強い発がん性がある。
(2) 放射線によって悪性腫瘍が生じることがあり、白血病などの発生率が高い。
(3) ヒトがんウイルスとしてEBウイルスやヒトT細胞白血病ウイルスⅠ型（HTLV-型）が知られている。
(4) 免疫機能が低下しても、がんをひき起こすことはない。
(5) アニリンを扱う染色工場作業者に膀胱がんが見られる（た）。

問題9 がんと栄養についての記述である。誤っているのはどれか（AD国試）。

(1) 肥満者では、閉経後の乳癌が多い。
(2) 動物性脂肪の摂取が多いと、大腸がんになりやすい。
(3) アルコール消費は、食道、舌、咽頭がんの発症と相関する。
(4) N-ニトロソ化合物（ニトロソアミン）は、抗発がん物質である。
(5) ワラビのプタキロシドは、発がん物質である。

問題10 腫瘍についての記述である。正しいのはどれか（AD国試）。

(1) クルーケンベルグ腫瘍は、胃幽門部のガストリン産生腫瘍である。
(2) 原発性肝癌では、肝細胞癌でも胆管細胞癌でも、α-フェトプロテインが血中に高率にあらわれる。
(3) クッシング症候群でみられるグルココルチコイドの分泌過剰は、副腎皮質の腺腫によるものが多い。
(4) 原発性アルドステロン症は下垂体前葉の腺腫によるものである。
(5) 下垂体前葉の腺腫または過形成による成長ホルモンの分泌過剰は、クレチン病をおこす。

問題11 良性腫瘍と悪性腫瘍についての記述である。正しいのはどれか（AD国試）。

(1) 発育速度は、良性腫瘍で速く、悪性腫瘍で遅い。
(2) 増殖は、良性腫瘍では浸潤性、悪性腫瘍では膨張性である。
(3) 細胞分裂は、良性腫瘍でゆるやかで、悪性腫瘍では活発である。
(4)（細胞）分化度は、良性腫瘍で低く、悪性腫瘍では高い。
(5) 転移は、良性腫瘍で多く、悪性腫瘍では少ない。

問題12 悪性腫瘍に関する記述である。誤っているのはどれか（AD国試）。

(1) 胃がんの発生率は女性より男性に多い。
(2) 肺がんの誘因にタバコが関与している。
(3) 脂肪の摂取が多い人に大腸がんが多く発症する。
(4) アニリンを扱う染色工場作業者に膀胱がんがみられる。
(5) 日本人女性のがん死亡率1位は乳がんである。

問題13 腫瘍の一般的性質として誤っているのはどれか（PT/OT国試）。

1．良性腫瘍の成長は悪性腫瘍より遅い。
2．悪性腫瘍は周囲組織との境界が不明瞭である。
3．悪性腫瘍には未分化な細胞が多い。
4．悪性腫瘍は転移が多い。
5．良性腫瘍は悪性化することが多い。

問題14 悪性腫瘍と比較した良性腫瘍の特徴で誤っているのはどれか（PT/OT国試）。

1．膨張性に発育する。
2．発育速度が遅い。
3．再発が少ない。
4．分化度が低い。
5．全身的影響が少ない。

問題15 腫瘍の転移で誤っているのはどれか（PT/OT国試）。

1．リンパ行性
2．血行性
3．播　種
4．神経性
5．接　触

問題16 誤っている組合せはどれか（PT/OT国試）。

1．皮膚癌——扁平上皮癌
2．乳　癌——腺　癌
3．食道癌——扁平上皮癌
4．胃　癌——腺　癌
5．大腸癌——扁平上皮癌

問題17 最近の我が国の死亡率［人口10万対］で減少しているのはどれか（PT/OT国試）。

ア．肺がん
イ．子宮がん
ウ．胃がん
エ．膵がん
オ．大腸がん

1. ア、イ　　2. ア、オ　　3. イ、ウ　　4. ウ、エ　　5. エ、オ

問題18 骨肉腫について誤っているのはどれか（PT/OT国試）。

1．好発年齢は40歳代である。
2．好発部位は大腿骨遠位部である。
3．初発症状は運動時痛が多い。
4．化学療法が行われる。
5．患肢温存による病巣切除が行われる。

問題19 悪性腫瘍の特徴はどれか（PT/OT国試）。

ア．発育形式は膨張性である。
イ．周囲との境界は明瞭である。
ウ．発育速度は緩やかである。
エ．細胞の異型性が強い。
オ．細胞の分化は未成熟である。

1. ア、イ　2. ア、オ　3. イ、ウ　4. ウ、エ　5. エ、オ

問題20 脳腫瘍で正しいのはどれか（PT/OT国試）。

ア．星細胞腫と周囲の境界は明瞭である。
イ．上衣腫は脳室系に多発する。
ウ．多形膠芽腫の悪性度は高い。
エ．神経芽腫は成人に多発する。
オ．髄膜腫の再発率は低い。

1. ア、イ　2. ア、オ　3. イ、ウ　4. ウ、エ　5. エ、オ

問題21 正しいのはどれか（PT/OT国試）。

1．肺の小細胞癌は進行が緩徐である。
2．胃癌では扁平上皮癌が多い。
3．大腸癌は上行結腸に好発する。
4．肝細胞癌は肝硬変に合併する。
5．膵癌は女性に多い。

問題22 脳腫瘍について誤っているのはどれか（PT/OT国試）。

1．増大すると頭蓋内圧亢進症状を呈する。
2．神経鞘腫は顔面神経に好発する。
3．神経線維腫症は皮膚色素沈着を合併する。
4．膠芽細胞腫は悪性度が高い。
5．髄膜腫は良性が多い。

問題23 扁平上皮癌（からなることが多いの）はどれか（PT/OT国試）。

1．食道癌
2．胃　癌
3．膵　癌
4．大腸癌
5．乳　癌

問題24 胃癌で正しいのはどれか（MT国試）。

1．早期癌は長径が1cm以内である。
2．早期癌ではⅠ型の頻度が最も高い。
3．ボールマン分類2型は浸潤潰瘍型である。
4．浸潤が固有筋層まで達したら進行癌である。
5．ウイルヒョウ転移は卵巣への転移である。

問題25 扁平上皮癌が発生する頻度の低いのはどれか。2つ選べ（MT国試）。

1．食道
2．胃
3．肺
4．肝臓
5．子宮

問題26 悪性腫瘍の特徴でないのはどれか（MT国試）。

1．膨張性に増殖する。
2．細胞配列の極性の乱れが著しい。
3．細胞異型が強い。
4．表面は不整である。
5．転移をする。

問題27 小児の悪性腫瘍で多くみられるのはどれか（MT国試）。

a　急性白血病
b　腎細胞癌
c　多発性骨髄腫
d　神経芽（細胞）腫
e　網膜芽（細胞）腫

1. a、b、c　　2. a、b、e　　3. a、d、e　　4. b、c、d　　5. c、d、e

問題28 混合腫瘍はどれか（MT国試）。

1．多発性骨髄腫
2．神経芽（細胞）腫
3．ユーイング腫瘍
4．奇形腫
5．悪性黒色腫

問題29 悪性腫瘍でないのはどれか（MT国試）.

1．クルケンベルグ腫瘍
2．ホジキン病
3．ボーエン病
4．ベーチェット病
5．ウイルムス腫瘍

問題30 腫瘍性疾患はどれか（MT国試）。

1．ベーチェット［Behcet］病

2．ホジキン［Hodgkin)］病
3．ゴーシェ［Gaucher］病
4．バセドウ［Basedow］病
5．クローン［Crohn］病

問題31　ウイルスが関係しないのはどれか（MT国試）。

1．肝細胞癌
2．バーキットリンパ腫
3．腎細胞癌
4．上咽頭癌
5．子宮頚癌

問題32　ヒトの悪性腫瘍と関係ないのはどれか（MT国試）。

1．B型肝炎ウイルス
2．ヒト免疫不全ウイルス［HIV］
3．ヒトパピローマウイルス
4．EBウイルス
5．コクサッキーウイルス

問題33　非上皮性良性腫瘍はどれか（MT国試）。

a　ホジキン病
b　チョコレート嚢腫
c　子宮筋腫
d　神経線維腫
e　クルーケンベルグ腫瘍

1. a、b　2. a、e　3. b、c　4. c、d　5. d、e

問題34　正しいのはどれか（MT国試）。

a　ボールマン分類は早期胃癌に用いる。
b　ウィルムス腫瘍は副腎の悪性腫瘍である。
c　ボーエン病は皮膚の上皮内癌である。
d　前立腺癌は骨転移を起こしやすい。
e　喉頭癌は腺癌が多い。

1. a、b　2. a、e　3. b、c　4. c、d　5. d、e

問題35　悪性腫瘍細胞の一般的特徴について正しいのはどれか（MT国試）。

a　細胞質の空胞形成
b　核内の封入体形成
c　核・細胞質比の増加
d　クロマチンの増加
e　核膜の消失

1. a、b　2. a、e　3. b、c　4. c、d　5. d、e

問題36　潜在癌の頻度が高いのはどれか（MT国試）。

a　唾液腺

b　乳腺
c　甲状腺
d　前立腺
e　精巣

1. a、b　　2. a、e　　3. b、c　　4. c、d　　5. d、e

問題37　胃癌で正しいのはどれか（MT国試）。

a　前駆病変はポリープが多い。
b　早期癌はボールマン分類を用いる。
c　早期癌はリンパ節転移の有無を問わない。
d　卵巣への転移をクルーケンベルグ腫瘍という。
e　スキルス（硬癌）は予後が良い。

1. a、b　　2. a、e　　3. b、c　　4. c、d　　5. d、e

問題38　悪性絨毛上皮腫（絨毛癌）が原発する臓器はどれか（MT国試）。

a　腎臓
b　副腎
c　子宮
d　卵巣
e　睾丸

1. a、b、c　　2. a、b、e　　3. a、d、e　　4. b、c、d　　5. c、d、e

問題39　ウイルスが発癌に関係するのはどれか（MT国試）。

a　グラビッツ［Grawitz］腫瘍
b　頭蓋咽頭腫
c　バーキット［Burkitt］腫瘍
d　上咽頭癌
e　成人Ｔ細胞白血病

1. a、b、c　　2. a、b、e　　3. a、d、e　　4. b、c、d　　5. c、d、e

問題40　原発性肺癌の組織型でみられないのはどれか（MT国試）。

1．扁平上皮癌
2．腺癌
3．移行上皮癌
4．大細胞癌
5．小細胞癌

問題41　通常，扁平上皮癌が原発する臓器はどれか（MT国試）。

a　食道
b　肺臓
c　肝臓
d　腎臓
e　子宮頸部

1. a、b、c　　2. a、b、e　　3. a、d、e　　4. b、c、d　　5. c、d、e

問題42 小児期に好発する腫瘍はどれか（MT国試）。

a　肝細胞癌
b　甲状腺癌
c　腎芽細胞腫［ウィルムス腫瘍］
d　神経芽細胞腫
e　白血病

1. a、b、c　2. a、b、e　3. a、d、e　4. b、c、d　5. c、d、e

問題43 原発性の頭蓋内腫瘍で最も多いのはどれか（MT国試）。

1．神経膠細胞腫
2．髄膜腫
3．神経鞘腫
4．下垂体腺腫
5．松果体腺腫

問題44 胚細胞腫瘍が好発する部位はどれか（MT国試）。

a　肝臓
b　睾丸
c　卵巣
d　リンパ節
e　骨髄

1. a、b　2. a、e　3. b、c　4. c、d　5. d、e

問題45 悪性腫瘍はどれか（MT国試）。

a　ホジキン病
b　ガングリオン
c　マラコプラキア
d　ウィルムス腫瘍
e　セミノーマ

1. a、b、c　2. a、b、e　3. a、d、e　4. b、c、d　5. c、d、e

問題46 次の器官とがん好発部位との組合せで誤っているのはどれか（Ns国試）。

1．食道――――頸部食道
2．胃―――――前庭部小弯側
3．腸―――――直腸
4．膵臓――――膵頭部
5．子宮――――子宮頸部

問題47 腫瘍について正しいのはどれか（Ns国試）。

a　喫煙に関係のある癌に、肺の腺癌があるが転移は少ない。
b　腎移植とともに免疫抑制療法を施行した患者には、悪性リンパ腫が発生しやすい。
c　晩発性放射線障害として皮膚、肺、造血器などの悪性腫瘍の誘発がある。
d　成人病集団検診で発見される胃癌のうち、早期胃癌の頻度は90％に到達している。
e　食道、胃、大腸のポリープは大部分前癌状態と判断され、摘出される。

1. aとb　2. aとe　3. bとc　4. cとd　5. dとe

問題48 骨転移を起こしやすいのはどれか（Ns国試）。

a　肺　癌
b　肝　癌
c　膵　癌
d　乳　癌

1. a、b　2. a、d　3. b、c　4. c、d

問題49 （悪性腫瘍とその一般的組織型）の正しい組合せはどれか（Ns国試）。

1．胃　癌————移行上皮癌
2．原発性骨癌(腫瘍)―腺　癌（骨癌はない）
3．皮膚癌————扁平上皮癌
4．乳　癌————髄様癌

問題50 肺癌について正しいのはどれか（Ns国試）。

1．扁平上皮癌は主として肺門部に発生する。
2．腺癌は症状の発現が早いので早期に発見されることが多い。
3．遠隔転移がなくても局所リンパ節転移のある例は手術の適応にならない。
4．転移はまれで主として血行性に起こる

問題51 誤っているのはどれか（Ns国試）。

1．胃癌の血行転移は肝臓に多い。
2．転移性肝癌は多発性にみられることが多い。
3．膵臓癌は膵頭部に好発するため閉塞性黄疸を起こすことが多い。
4．食道癌は食道下部よりも食道上部に多い。

問題52 正しいのはどれか（Ns国試）。

a　胃癌の好発部位は噴門部である。
b　腸癌の大多数は大腸癌である。
c　前立腺癌は骨への転移を起こしやすい。
d　我が国における悪性リンパ腫ではホジキン病が多い。

1. a、b　2. a、d　3. b、c　4. c、d

問題53 誤っているのはどれか（Ns国試）。

1．骨髄腫は骨膜の異常な増殖によって起こる。
2．骨の巨細胞腫は良性であるが再発しやすい。
3．骨肉腫は10歳代の若年者に多い。
4．癌の骨転移は脊椎や骨盤に多い。

問題54 悪性腫瘍の転移について正しいのはどれか（Ns国試）。

1．肉腫は血行性転移よりもリンパ行性転移を起こしやすい。
2．血行性転移は肝と肺とに多くみられる。
3．ウイルヒョウ転移は血行性転移である。
4．シュニツツラー転移は卵巣に出現した播種性転移である。

問題55 疾患と好発部位との組合せで正しいのはどれか（Ns国試）。

1．食道癌————上部食道
2．胃潰瘍————前庭部大弯側
3．胃　癌————前庭部小弯側
4．大腸癌————上行結腸

問題56 正しいのはどれか（Ns国試）。

1．再生不良性貧血では骨髄に巨赤芽球を認める。
2．ホジキン病ではリンパ節にラングハンス巨細胞を認める。
3．骨髄腫は形質細胞由来の腫瘍である。
4．慢性骨髄性白血病では末梢血中の顆粒球が減少する。

問題57 正しいのはどれか（Ns国試）。

1．結腸癌は肺転移を起こしやすい。
2．肝細胞癌は肝硬変を合併しやすい。
3．胃癌は脳転移を起こしやすい。
4．膵臓癌は膵尾部に好発する。

問題58 肺癌について正しいのはどれか（Ns国試）。

1．扁平上皮癌は細気管支に好発する。
2．大細胞癌は気管に好発する。
3．小細胞癌の予後は良好である。
4．腺癌は末梢肺野に好発する。

問題59 胃癌について誤っているのはどれか（Ns国試）。

1．早期癌の浸潤は筋層までである。
2．進行癌ではリンパ節転移が多くみられる。
3．ボルマン4型はびまん浸潤型である。
4．組織型では腺癌が多い。

問題60 肺癌の組織型で予後が最も悪いのはどれか（Ns国試）。

1．扁平上皮癌
2．腺　癌
3．小細胞癌
4．大細胞癌

問題61 骨転移を起こしやすいのはどれか（Ns国試）。

a　肺　癌
b　肝　癌
c　膵　癌
d　乳　癌

1. a、b　　2. a、d　　3. b、c　　4. c、d

問題62 誤っている組合せはどれか（Ns国試）。

1．多発性骨髄腫————ベンス・ジョーンズ蛋白

2．非ホジキンリンパ腫—リード・シュテルンベルグ細胞
3．慢性骨髄性白血病——フィラデルフィア染色体
4．悪性貧血—————巨赤芽球

問題63 悪性腫瘍の転移について誤っているのはどれか（Ns国試）。

1．前立腺癌は骨転移を起こしやすい。
2．左鎖骨上窩リンパ節への転移をウイルヒョウ転移という。
3．ダグラス窩への転移はリンパ行性が多い。
4．肝臓への転移は血行性が多い。

問題64 誤っている組合せはどれか（Ns国試）。

1．肺　癌————小細胞癌
2．食道癌————移行上皮癌
3．子宮頸癌———扁平上皮癌
4．乳　癌————腺　癌

6. 先天性異常

問題1 インスリン依存性糖尿病の母親から生まれた児の所見である。正しいものの組合せはどれか（AD国試）。

a　仮性半陰陽
b　巨大児
c　膵ランゲルハンス島肥大
d　赤芽球減少

(1) aとb　(2) aとc　(3) bとc　(4) bとd　(5) cとd

問題2 染色体異常があるのはどれか（ST国試）。

1．血友病
2．糖尿病
3．ダウン症候群
4．筋ジストロフィー
5．フェニールケトン尿症

問題3 次の病気の原因のうち染色体（ないし遺伝子）異常を原因としないのはどれか（AD国試）。

(1) ターナー症候群
(2) ダウン症候群
(3) クラインフェルター症候群
(4) ウエルニッケ・コルサコフ症候群
(5) 色素性乾皮症

問題4 次の疾患のうち染色体（ないし遺伝子）異常が原因でないものはどれか（AD国試）。

(1) ガラクトース血症
(2) バーキットリンパ腫

(3) 色素性乾皮症
(4) ダウン症候群
(5) 悪性貧血

問題5 染色体で（について）正しいのはどれか（PT/OT国試）。

1．ヒトの染色体は44個ある。
2．女性の性染色体は2個のX染色体からなる。
3．染色体はDNAの2本鎖からなる。
4．ダウン症候群は性染色体の異常である。
5．ターナー症候群は常染色体の異常である。

問題6 伴性劣性遺伝するのはどれか（PT/OT国試）。

1．デュシェンヌ型筋ジストロフィー
2．マルファン症候群
3．フェニールケトン尿症
4．ダウン症候群
5．ターナー症候群

問題7 染色体異常による疾患はどれか（PT/OT国試）。

ア．ファロー四徴症
イ．ターナー症候群
ウ．ダウン症候群
エ．レックリングハウゼン病
オ．クッシング症候群

1. ア、イ　2. ア、オ　3. イ、ウ　4. ウ、エ　5. エ、オ

問題8 伴性劣性遺伝するのはどれか（MT国試）。

1．先天性第VII因子欠乏症
2．先天性第VIII因子欠乏症
3．先天性第XII因子欠乏症
4．フォン・ウイルブラント病
5．ベルナール・スーリエ症候群

問題9 常染色体（上の遺伝子）異常はどれか（MT国試）。

1．色盲
2．ターナー症候群
3．風疹症候群
4．トキソプラズマ症
5．家族性大腸ポリポーシス

問題10 染色体の異常による疾患はどれか（MT国試）。

a　ダウン症候群
b　アザラシ肢症
c　トキソプリズマ症
d　先天梅毒

e　ターナー症候群

1. a、b　2. a、e　3. b、c　4. c、d　5. d、e

問題11　遺伝子をもっているのはどれか（ST国試）。

1．小胞体
2．中心小体
3．ゴルジ装置
4．リボゾーム
5．ミトコンドリア

7. 老　化

問題1　老化現象で誤っている（ものの）組合せはどれか（PT/OT国試）。

ア．大　脳──神経細胞数の減少
イ．血　液──血清コレステロール値の上昇
ウ．膵　臓──インスリン分泌の増加
ェ．前立腺──腺の縮小
オ．関　節──軟骨の萎縮

1. ア、イ　2. ア、オ　3. イ、ウ　4. ウ、エ　5. エ、オ

問題2　老化現象でみられないのはどれか（PT/OT国試）。

1．細胞の脱落
2．組織の線維化
3．骨カルシウムの喪失
4．赤血球数の減少
5．免疫能の低下

問題3　変形性脊椎症の病理所見で誤っているのはどれか（PT/OT国試）。

1．椎間板の変性・突出
2．椎体辺縁の骨棘形成
3．椎間腔の狭小
4．脊髄血管の奇形
5．脊柱弯曲の増強

8. 細胞成長の異常

問題1　肥大についての記述である。誤っているのはどれか（AD国試）。

(1) 一側の腎臓を摘出しても反対側の腎臓に代償性肥大はみられない。
(2) 心弁膜症におこる心肥大は、作業性肥大で心内圧の亢進に対処するためである。
(3) 慢性腸閉塞で狭窄部よりも上部腸管の平滑筋が肥大するのは、腸運動の亢進のためである。
(4) 骨格筋に過剰の作業的負荷が加わり作業肥大がおこると、筋力がます。
(5) 妊娠中の子宮の増大は、エストロゲンの刺激によるホルモン性肥大である。

問題2　肥満についての記述である。誤っているのはどれか（AD国試）。
(1) 肥満では中性脂肪が脂肪細胞内だけでなく、細胞外にも過剰に蓄積する。
(2) 肥満には脂肪細胞の数の増加をともなうものがある。
(3) 肥満には性腺異常をともなうものがある。
(4) 肥満になると糖尿病を合併しやすい。
(5) 肥満になると脂肪肝になりやすい。

問題3　化生についての記述である。誤っているのはどれか（AD国試）。
(1) 分化・成熟した組織が、他の性状をもつ組織に変化することを化生という。
(2) 扁平上皮化生は、気管支粘膜、子宮頸部粘膜によくみられる。
(3) 骨化生、軟骨化生は、結合組織の化生である。
(4) 腸上皮化生は胃粘膜におこり、萎縮性胃炎にしばしばみられる。
(5) 化生した部位にがんが発生することはない。

問題4　化生についての記述である。誤っているのはどれか（AD国試）。
(1) ビタミンE欠乏症で上皮の化生がみられる。
(2) 子宮頸部は、慢性炎症があると扁平上皮化生をおこす。
(3) 喫煙者では気管支に扁平上皮化生がみられる。
(4) 萎縮性胃炎で、胃の粘膜に腸上皮化生がみられる。
(5) 馬に乗る人の大腿内側にみられる乗馬骨も化生の例である。

問題5　肥大と増生についての記述である。誤っているのはどれか（AD国試）。
(1) 慢性肺疾患では、右心室の肥大、拡張が起こってくる。
(2) 前立腺肥大症では、膀胱壁の筋肉の肥大がみられる。
(3) 慢性腎不全のとき、高カリウム血症のため、副甲状腺の増生が起こる。
(4) 肝硬変症の男性でみられる女性化乳房は、乳腺の増生による。
(5) 甲状腺腫は、甲状腺の増生症で、ヨードの欠乏や過剰で起こる。

問題6　次のうち正しいのはどれか（Ns国試）。
1．子宮筋細胞は妊娠に伴って肥大と増殖を示す。
2．進行性筋ジストロフィー（症）における仮性肥大は，筋細胞の増殖の結果である。
3．高血圧に伴う肥大心では，心筋細胞間に脂肪が沈着している。
4．動脈の粥状硬化巣には，血小板やマクロファージの増殖がみられる。
5．脳内の神経細胞は3歳ころまで増殖し続ける。

問題7　気管支拡張症について誤っているのはどれか（Ns国試）。
1．下葉の前下部または右中葉に好発する。
2．ときに血痰や喀血をみる。
3．外科的治療は禁忌である。
4．合併症として太鼓ばち状指がみられる。

9. 傷害組織の修復

問題1 組織損傷の修復に関する記述である。誤っているのはどれか（AD国試）。

(1) 増殖力の盛んな肉芽組織によって組織の修復が行われる。
(2) 線維化のために瘢痕性の収縮が起こる。そのため臓器や組織は変形して治癒することがある。
(3) たんぱく質やビタミンCが不足すると修復が遅れる。
(4) 副腎皮質ホルモン剤や抗生物質を過剰に使用すると修復が早くなる。
(5) 神経細胞や心筋線維が障害を受けると再生されないので後遺症が残る。

問題2 創傷の治癒についての記述である。誤っているのはどれか（AD国試）。

(1) 皮膚の創傷では、顆粒状の赤い肉芽組織の増殖によって修復が行われる。
(2) 皮膚の第二次的治癒は組織の欠損が大きく、多量の肉芽組織を必要とする。
(3) 肉芽組織の基本像は、線維芽細胞の増生と毛細血管の新生である。
(4) 治癒過程で出現する細胞は、はじめはリンパ球、ついで好中球や単球である。
(5) たんぱく質の不足やビタミンCの欠乏時には創傷の治癒が遅れることがある。

問題3 創傷治癒に影響する因子で誤っているのはどれか（PT/OT国試）。

1．低栄養
2．高血圧
3．顆粒球減少症
4．糖尿病
5．貧　血

問題4 再生能がないのはどれか（MT国試）。

1．神経線維
2．骨細胞
3．皮膚扁平上皮細胞
4．小腸粘膜上皮細胞
5．心筋線維

問題5 一次性創治癒をするのはどれか（Ns国試）。

1．切　創
2．挫滅創
3．銃　創
4．咬　創

10. 炎症、感染症

問題1 炎症の特徴でないのはどれか（ST検試）。

1．発赤
2．熱感
3．潰瘍
4．腫脹
5．疼痛

問題2　炎症の四徴候として正しいものはどれか（ST検試）。

（1）発赤［redness］
（2）腫脹［tumor］
（3）熱感［heat］
（4）疼痛［pain］

a（1）、（3）、（4）　b（1）、（2）　c（2）、（3）　d（4）のみ　e（1）～（4）のすべて

問題3　炎症の四徴候として誤っているのはどれか（ST検試）。

a　熱感
b　発赤
c　腫脹
d　出血
e　疼痛

問題4　炎症所見でないのはどれか（ST国試）。

a　CRP値の上昇
b　赤沈値の上昇
c　LDLコレステロール値の上昇
d　γ-GTP値の上昇
e　白血球数の増多

1. a、b　2. a、e　3. b、c　4. c、d　5. d、e

問題5　炎症時の検査所見についての記述である。誤っているのはどれか（AD国試）。

（1）血清アルブミンの増加
（2）白血球数の増加
（3）血清C-反応性たんぱく質（CRP）の陽性
（4）赤血球沈降速度の亢進
（5）血清グロブリンの増加

問題6　炎症のときにみられる全身反応についての記述である。誤っているのはどれか（AD国試）。

（1）発熱中枢が発熱因子により刺激されて、体温が上昇する。
（2）細菌感染のときには、白血球が末梢血流中に増加する。
（3）局所および全身のリンパ節が腫脹する。
（4）血流中のトランスフェリンに結合している鉄イオンは低下する。
（5）血漿たんぱく質の組成では、アルブミンの減少と同時にグロブリンの減少もみられる。

問題7　炎症についての記述である。誤っているのはどれか（AD国試）。

（1）炎症の臨床的特徴は発赤、腫脹、熱感、疼痛、機能障害である。
（2）炎症の全身反応として白血球増加、血沈の亢進や発熱がみられる。
（3）炎症の局所反応の主役は炎症細胞と生物学的活性物質である（が演じる）。
（4）炎症の組織反応は変質（性）、循環障害、さらに滲出、または増殖の順に経過する（ことが多い）。
（5）形質細胞は局所の監視役であり、好中球や大食細胞（マクロファージ）食作用を示す。

問題8 炎症についの記述である。誤っているのはどれか（AD国試）。

（1）炎症の原因となる障害因子はウイルス、細菌、真菌、原虫などの微生物だけである。
（2）炎症の場合には循環障害（後に血液成分の）滲出現象がみられる。
（3）炎症の場合には細胞の変性がみられる。
（4）（急性）炎症の症状は、発赤、熱感、疼痛、腫脹、機能障害の5徴候が局所症状であると考えられている。
（5）炎症とは刺激に対する生体の防御反応である。

問題9 炎症についての記述である。誤っているのはどれか（AD国試）。

（1）発赤、腫脹、熱感および疼痛を炎症の四主徴という。
（2）炎症では、主として漏出液が分泌される。
（3）急性化膿巣には、好中球が多数みられる。
（4）慢性炎症では、増殖性病変がみられる。
（5）結核、梅毒は特異性炎である。

問題10 炎症に関する記述である。誤っているのはどれか（AD国試）。

（1）膿瘍は化膿性炎が組織内におこり、壊死となった部分が膿汁（として）充満した状態である。
（2）膿瘍は外部から侵入した化膿菌によって皮下組織のみに(形成され)、他の臓器にはおこらない。
（3）化膿菌が産生する分解酵素により細胞内物質を広範囲に融解しながら進行する化膿性炎を蜂窩織炎という。
（4）炎症とは外部よりの刺激に対し生体が示す局所における一連の動的防御反応である。
（5）急性炎症で滲出物中に腐敗菌の混合感染がおこると悪臭のある膿汁がつくられ、壊疽性炎をおこす。

問題11 炎症性疾患についての記述である。誤っているのはどれか（AD国試）。

（1）ネフローゼ症候群は、たんぱく尿、低たんぱく血症、高脂血症、浮腫を伴う症候群である。
（2）急性膵炎は活性化された膵酵素による自己組織の融解によって生じる。
（3）糸球体腎炎(に)は溶血性レンサ球菌の感染によって生じた一種のアレルギー性炎(が)ある。
（4）化膿性髄膜炎はウイルス性炎である。
（5）リウマチ性心臓炎はβ-溶血性レンサ球菌によるアレルギー性炎と考えられている。

問題12 感染症についての記述である。誤っているのはどれか（AD国試）。

（1）白血球（好中球）の浸潤は、急性炎における最も重要な防御反応である。
（2）化膿巣では、リンパ球の浸潤が著明で、膿を形成する。
（3）真菌症は、菌交代現象や免疫能の低下があるときにみられる。
（4）カンジダ症は、口腔、消化管を中心にして増殖し、浸潤してくる。
（5）原虫による疾患には、トキソプラズマ症、アメーバ赤痢などがある。

問題13 感染症についての記述である。誤っているのはどれか（AD国試）。

（1）感染から発症するまでの潜伏期は、病原体の種類によって、ほぼ一定している。
（2）感染症は、病原体の数、毒力と宿主の抵抗力などによって左右される。
（3）感染症では、発熱、末梢血の白血球増加やリンパ節の腫大がみられる。
（4）感染した病巣は、急性炎症では増殖性病変、慢性炎症では滲出性病変を起こす。
（5）副腎皮質ホルモンは、炎症反応や抗体産生を抑制するので、その使用に当たっては注意を要する。

問題14 感染症についての記述である。誤っているのはどれか（AD国試）。

(1) 感染は侵入する病原体の数、毒力さらに宿主の抵抗力などに左右される。
(2) ウイルスの発育には生きた細胞が必要であり、細胞外では増殖しない。
(3) 急性糸球体腎炎やリウマチ熱は溶連菌（の直接感染）による急性感染症である。
(4) 膀胱炎などの尿路感染症はグラム陰性菌の感染による場合が多い。
(5) リケッチアによる疾患には発疹チフス、恙虫（つつがむし）病などがある。

問題15 ウイルス性肝炎に関する記述である。誤っているのはどれか（AD国試）。

(1) 肝炎ウイルスはA型、B型、非A非B型（C、D、E型など）に分類されている。
(2) A型肝炎は経口感染する。
(3) B型肝炎は慢性肝炎に移行することはない。
(4) 劇症肝炎では広範な壊死のみられることがある。
(5) 慢性肝炎から肝硬変（さらに肝細胞がん）になることがある。

問題16 感染症についての記述である。正しいものの組合せはどれか（AD国試）。

a 連鎖球菌――――風疹
b マイコプラズマ――オーム病
c 真菌症―――――菌交代現象
d リッケチア―――間質性肺炎
e 赤痢アメーバ――肝膿瘍

(1) aとb　(2) aとc　(3) aとe　(4) bとd　(5) cとe

問題17 感染症に関する記述である。誤っているのはどれか（AD国試）。

(1) アメーバ赤痢は、食物による経口感染で起こる。
(2) トキソプラズマ症は、加熱の不完全なブタ肉などで感染する。
(3) A型ウイルス性肝炎は、経口感染で起こる。
(4) C型ウイルス性肝炎は、経口感染で起こる。
(5) 風疹は、ウイルス感染によって発症する。

問題18 炎症に関する記述である。誤っているのはどれか（AD国試）。

(1) 炎症の四徴［発赤、腫脹、発熱、疼痛］に、白血球増多を加えて炎症の五徴という。
(2) 急性炎症では、炎症の四徴が明らかで、好中球の浸潤が主としてみられる。
(3) 慢性炎症では、リンパ球、マクロファージ、形質細胞の浸潤がみられる。
(4) 結核結節には、特徴的な乾酪壊死を囲んで、類上皮細胞、（多核）巨細胞、マクロファージ、リンパ球がみられる。
(5) 胃炎などの慢性炎症には、粘膜の肥厚（や萎縮）を伴うものがあり、（また）本来の機能をもった組織が萎縮し、末期に粘膜全体の萎縮をきたすことも多い。

問題19 慢性関節リウマチの関節の病理所見で誤っているのはどれか（PT/OT国試）。

1．骨の萎縮
2．関節液の貯留
3．パンヌス形成
4．滑膜の萎縮

5．軟骨のびらん

問題20 ウィルス性疾患でないのはどれか（PT/OT国試）。

1．後天性免疫不全症候群
2．インフルエンザ
3．猩紅熱
4．A型肝炎
5．帯状疱疹

問題21 表在部の炎症の主徴候で誤っているのはどれか（PT/OT国試）。

1．発　赤
2．腫　脹
3．潰　瘍
4．疼　痛
5．熱　感

問題22 抗酸菌はどれか（PT/OT国試）。

1．連鎖球菌
2．結核菌
3．破傷風菌
4．ブドウ球菌
5．赤痢菌

問題23 ウイルス性疾患でないのはどれか（PT/OT国試）。

1．風　疹
2．狂犬病
3．マラリア
4．流行性耳下腺炎
5．B型肝炎

問題24 ウイルス感染症に含まれないのはどれか（PT/OT国試）。

1．単純ヘルペス
2．ポリオ
3．C型肝炎
4．筋萎縮性側索硬化症
5．成人T細胞白血病

問題25 リウマチ熱について誤っているのはどれか（PT/OT国試）。

1．5～15歳に好発する。
2．A群連鎖球菌の感染が原因である。
3．心臓に後遺症を残す。
4．関節炎は変形を残して治癒する。
5．ペニシリンが投与される。

問題26　慢性関節リウマチの病理所見に含まれないのはどれか（PT/OT国試）。

1．滑膜細胞の増殖
2．結晶の沈着
3．肉芽の増生
4．パンヌス形成
5．軟骨破壊

問題27　炎症の病理所見で誤っているのはどれか（PT/OT国試）。

1．循環障害
2．貧　血
3．変　性
4．過形成
5．滲　出

問題28　組織の傷害による炎症反応で誤っているのはどれか（PT/OT国試）。

1．ヒスタミンの放出
2．毛細血管の拡張
3．血管壁の透過性亢進
4．リンパ球の貪食
5．結合織による修復

問題29　肺結核でみられないのはどれか（PT/OT国試）。

1．ゴム腫
2．ラングハンス巨細胞
3．類上皮細胞
4．乾酪壊死
5．空洞形成

問題30　慢性炎症で誤っているのはどれか（PT/OT国試）。

1．起炎体の持続的作用による。
2．結合組織の増殖が著明である。
3．肉芽腫形成を伴う（ものがある）。
4．細胞浸潤は好中球が主体である。
5．マクロファージ系細胞が出現する。

問題31　感染症について誤っているのはどれか（PT/OT国試）。

1．感染しても発症することなく終わることを不顕性感染という。
2．2種類以上の病原体に同時に感染することを混合感染という。
3．母親から乳児への授乳による感染を水平感染という。
4．血中に病原菌が出現し重篤になる（重い症状を呈する）ことを敗血症という。
5．弱毒菌で容易に感染症を起こすことを日和見感染という。

問題32　特異性肉芽腫形成を特徴とする疾患はどれか（MT国試）。

a　サルコイドーシス
b　ウイルムス腫瘍

c　バセドウ病
d　潰瘍性大腸炎
e　結　核

1. a、b　　2. a、e　　3. b、c　　4. c、d　　5. d、e

問題33　炎症性浸出（滲出）の成因はどれか（MT国試）。

1．静脈圧の上昇
2．ナトリウムの体内貯留
3．膠質浸透圧の低下
4．血管透過性の亢進
5．リンパ管の閉塞

問題34　肉芽腫性炎［特異性炎］に共通するのはどれか（MT国試）。

1．好酸球浸潤
2．線維増生
3．ラングハンス巨細胞の出現
4．乾酪壊死巣
5．類上皮細胞増生

問題35　リード・ステルンベルグ巨細胞がみられるのはどれか（MT国試）。

1．ホジキン病
2．結　核
3．梅　毒
4．線維肉腫
5．骨巨細胞腫

問題36　結核でみられないのはどれか（MT国試）.

1．ゴム腫
2．初期変化群
3．乾酪壊死
4．ラングハンス巨細胞
5．類上皮細胞

問題37　正しい組合せはどれか（MT国試）。

a　化膿性炎――――――形質細胞浸潤
b　カタル性炎―――――結合織増生
c　特異性肉芽(腫)性炎―類上皮細胞出現
d　線維素性炎―――――偽膜形成
e　増殖性炎――――――好中球浸潤

1. a、b　　2. a、e　　3. b、c　　4. c、d　　5. d、e

問題38　増殖性炎はどれか（MT国試）。

a　絨毛心
b　肺線維症
c　肝硬変症

d　急性虫垂炎
e　腸チフス

1. a、b　2. a、e　3. b、c　4. c、d　5. d、e

問題39　特異性炎でないのはどれか（MT国試）。

1．結　核
2．肝硬変
3．らい（癩）
4．梅　毒
5．サルコイドーシス

問題40　特殊［特異］性炎はどれか（MT国試）。

a　化膿性虫垂炎
b　アメーバ赤痢
c　結　核
d　梅　毒
e　淋　病

1. a、b　2. a、e　3. b、c　4. c、d　5. d、e

問題41　肉芽腫に特有な細胞はどれか（MT国試）。

1．好中球
2．リンパ球
3．形質細胞
4．類上皮細胞
5．好塩基球

問題42　結核症にみられるのはどれか（MT国試）。

a　乾酪化［壊死］
b　ラングハンス巨細胞
c　流注（冷）膿瘍
d　空腸潰瘍
e　菌塊形成

1. a、b、c　2. a、b、e　3. a、d、e　4. b、c、d　5. c、d、e

問題43　ウイルスが原因となるのはどれか（MT国試）。

a　A型肝炎
b　ネコひっかき病
c　ワイル病
d　ハンセン病
e　成人T細胞白血病

1. a、b　2. a、e　3. b、c　4. c、d　5. d、e

問題44　病理解剖を行う際の感染リスクで正しいのはどれか（MT国試）。

a　ツベルクリン反応陽性者は結核菌に対する感染リスクはない。
b　HBs抗体陽性者はB型肝炎ウイルスに対する感染リスクはない。

c　C型肝炎ウイルス抗体陽性の遺体はC型肝炎ウイルス保因者として扱う。
d　AIDSの剖検後の器具の消毒はクロルヘキシジンで行う。
e　クロイツフェルト·ヤコブ病のプリオンはホルマリン固定で失活する。

1. a、b　　2. a、e　　3. b、c　　4. c、d　　5. d、e

問題45　急性炎症の主な徴候でないのはどれか（Ns国試）。

1．発　熱
2．腫　脹
3．出　血
4．疼　痛

11. 免疫異常

問題1　遅延型［Ⅳ型］アレルギーによるのはどれか（ST国試）。

1．じんま疹
2．気管支喘息
3．アレルギー性鼻炎
4．ツベルクリン反応
5．アナフィラキシー

問題2　アレルギー反応についての記述である。誤っているのはどれか（AD国試）。

(1) アトピー性疾患はⅠ型アレルギー反応でおこる。
(2) アナフィラキシー型の抗体はIgEである。
(3) ツベルクリン反応はⅡ型アレルギー反応である。
(4) アルサス型（アルチュウス型反応）はIgG抗体と抗原が結合しておこる。
(5) 遷延型過敏症はⅣ型アレルギー反応でおこる。

問題3　免疫グロブリンを産生する細胞である。正しいものはどれか（AD国試）。

(1) 好中球
(2) 好酸球
(3) 好塩基球
(4) 肥満細胞
(5) 形質細胞

問題4　アレルギー性疾患に関する記述である。誤っているのはどれか（AD国試）。

(1) I型アレルギーは、肥満細胞に結合したIgE抗体が引き金になる。
(2) 平滑筋の収縮、血管透過性の亢進や粘液の分泌亢進がみられる。
(3) 花粉症の原因は、春はスギ、秋はブタクサが多い。
(4) 気管支喘息では、好酸球が増加し、血清IgE抗体（値）も上昇する。
(5) 遷延型アレルギーではB細胞が主な役割を果たしている。

問題5　アレルギーについての記述である。誤っているのはどれか（AD国試）。

(1) 組織学的には、好塩基球の浸潤がみられる。
(2) じんま疹は、IgEが関与（するものがある）している。

(3) ツベルクリン反応は、Tリンパ球が関与している。
(4) 血液型不適合の輸血では、溶血がおこる。
(5) アナフィラキシー・ショックは、IgEが関与している。

問題6　免疫についての記述である。誤っているものの組合せはどれか（AD国試）。

a　輸血でみられる血液型不適合は、体液性免疫の例である。
b　臓器移植で起きる拒絶反応は、細胞性免疫が主役である。
c　気管支喘息、食物アレルギーは、IgG抗体が原因である。
d　IgE抗体は、母胎から胎盤を通って胎児へ移行する。
e　粘膜の分泌液にはIgA抗体が含まれ、異物の侵入を防ぐ。

(1) aとb　(2) bとc　(3) cとd　(4) dとe　(5) aとe

問題7　免疫性疾患に関する記述である。誤っているのはどれか（AD国試）。

(1) 花粉症は、スギ、ブタクサなどが原因で、I型アレルギーの例である。
(2) ツベルクリン反応は、遷延型アレルギーの例である。
(3) Rh血液型不適合妊娠は、細胞性免疫反応の例である。
(4) 慢性関節リウマチは、自己免疫疾患の例である。
(5) バセドウ病は、自己免疫疾患の例である。

問題8　膠原病はどれか（MT国試).

a　結節性動脈周囲炎
b　慢性関節リウマチ
c　皮膚筋炎
d　重症筋無力症
e　潰瘍性大腸炎

1. a、b、c　2. a、b、e　3. a、d、e　4. b、c、d　5. c、d、e

問題9　I型アレルギーに属するのはどれか（MT国試）。

a　花粉症
b　気管支喘息
c　全身性エリテマトーデス
d　急性糸球体腎炎
e　慢性関節リウマチ

1. a、b　2. a、e　3. b、c　4. c、d　5. d、e

問題10　Ⅳ型［遅延型または細胞性免疫型］アレルギーと関係のある病はどれか（MT国試）。

1．小児喘息
2．花粉症
3．血液型不適合輸血
4．第3期［臓器］結核症
5．急性糸球体腎炎

問題11　後天性免疫不全症候群［AIDS］に合併しやすい病変はどれか（MT国試）。

a　隆起性皮膚線維肉腫
b　リポイド肺炎

c　セミノーマ
d　カリニ肺炎
e　カポジ肉腫

1. a、b　2. a、e　3. b、c　4. c、d　5. d、e

問題12　Ⅲ型アレルギーが関連している疾患はどれか（MT国試）。

1．気管支喘息
2．アレルギー性鼻炎
3．GVH病
4．自己免疫性溶血性貧血
5．全身性エリテマトーデス

問題13　誤っている組合せはどれか（Ns国試）。

1．血清総IgE上昇――――アトピー性皮膚炎
2．Ⅳ型アレルギー――――ツベルクリン反応
3．Ⅰ型アレルギー――――花粉症
4．アナフイラキシー―――肺線維症

問題14　AIDS（後天性免疫不全症候群）について誤っているのはどれか（Ns国試）。

1．ヘルパーT細胞が破壊される。
2．HIV（ヒト免疫不全ウイルス）感染後6か月以内に発症する。
3．日和見感染症がみられる。
4．感染予防にコンドームが有効である。

問題15　慢性関節リウマチで誤っているのはどれか（Ns国試）。

1．朝のこわばりがみられる。
2．手指が変形して尺骨側へ偏位する。
3．男性に多く発症する。
4．RAテストは患者の約8割が陽性になる。

12. 混合問題

問題1　誤っているのはどれか（ST国試）。

1．鉄欠乏性貧血は食事摂取量の低下で発症する。
2．白血病は加齢によって発病率が低下する。
3．再生不良性貧血では出血傾向が生じる。
4．成人T細胞白血病はウイルス感染によって発症する。
5．多発性骨髄腫の初発症状には疼痛がある。

問題2　大球性貧血と関連すのはどれか（ST国試）。

1．鉄欠乏状態
2．成長期
3．消化管出血
4．萎縮性胃炎

5．月経過多

問題3　組織・細胞の障害についての記述である。誤っているのはどれか（AD国試）。

(1) 高血圧が持続すれば、心肥大をきたす。
(2) たんぱく質欠乏は、全身の浮腫をきたす。
(3) ビタミンA欠乏は、粘膜上皮の化生を起こす。
(4) ビタミンD欠乏は、骨の過剰なカルシウム沈着をもたらす。
(5) 鉄欠乏は、赤血球の小形化をもたらす。

問題4　細胞の（障害と）成長の異常についての記述である。誤っているのはどれか（AD国試）。

(1) 脳の萎縮では、神経細胞の容積が減少し、細胞数も減少する。
(2) 老人性の脳萎縮では、アミロイドやリポフスチンの沈着が見られる。
(3) 骨格筋の廃用性萎縮は、刺激が加わっても再びもとにもどることはない。
(4) 喫煙者の気管支粘膜には、扁平上皮化生がみられる。
(5) 化生性胃炎は、胃がんの発生に関連しているので注目される。

問題5　疾患と病理変化との組合せで誤っているのはどれか（PT/OT国試）。

1．多発性硬化症――――――中枢神経の脱髄
2．ギラン・バレー症候群―――末梢神経の脱髄
3．糖尿病性ニューロパシー――末梢神経内の小動脈の変性・閉塞
4．シャルコー・マリー・トゥース病――末梢神経の変性
5．脊髄小脳変性症―――――脊髄と小脳の脱髄

問題6　末梢神経損傷後の変化で正しいのはどれか（PT/OT国試）。

ア．軸索の変性が起こるとシュワン細胞に形態変化が生じる。
イ．ワーラー変性は損傷部位の近位部と遠位部とに生じる。
ウ．軸索変性があっても神経筋接合部に変化は生じない。
エ．紬索再生の速度は1日約3mmである。
オ．（断端）神経腫は再生軸索から発生する。

1. ア、イ　2. ア、オ　3. イ、ウ　4. ウ、エ　5. エ、オ

問題7　疾患と病理学的変化との組合せで誤っているのはどれか（PT/OT国試）。

1．多発性硬化症――――神経線維の脱髄
2．もやもや病―――――内頸動脈終末部の内膜肥厚
3．筋萎縮性側索硬化症――脊髄側索の変性
4．パーキンソン病―――黒質の変性
5．ウェルニツケ脳症―――大脳皮質の広範な萎縮

問題8　下垂体機能異常に起因する疾患はどれか（PT/OT国試）。

ア．クッシング病
イ．尿崩症
ウ．タラインフェルター症候群
エ．強皮症
オ．レツタリングハウゼン病

1. ア、イ　2. ア、オ　3. イ、ウ　4. ウ、エ　5. エ、オ

問題9 誤っている組合せはどれか（PT/OT国試）。

1．萎　縮――――正常な組織の縮小
2．過形成――――組織の容量の増大
3．肥　大――――細胞の数の増加
4．再　生――――残存した同一組織の増殖
5．化　生――――母組織が異なった組織に変化した状態

問題10 誤っている組合せはどれか（PT/OT国試）。

1．奇　形――――頭蓋底陥入症
2．循環障害―――周期性四肢麻痺
3．代謝障害―――糖尿病
4．炎　症――――クローン病
5．新生物――――白血病

問題11 誤っている組合せはどれか（PT/OT国試）。

1．浮　腫――――細胞外液の増加
2．萎　縮――――細胞（容積と）数の減少による（組織）容積の減少
3．充　血――――局所の静脈血の充満
4．壊　死――――局所組織の崩壊
5．化　生――――他の組織細胞への転換

問題12 疾患と病理変化との組合せで誤っているのはどれか（PT/OT国試）。

1．多発性硬化症―――――中枢神経の脱髄
2．ギラン・バレー症候群―末梢神経の脱髄
3．アルツハイマー病―――大脳皮質の変性
4．パーキンソン病――――大脳白質の変性
5．筋萎縮性側索硬化症――脊髄側索の変性

問題13 疾患と病理学的変化との組合せで誤っているのはどれか（PT/OT国試）。

1．多発性硬化症―――――中枢神経の脱髄
2．パーキンソン病――――大脳皮質の変性
3．アルツハイマー病―――大脳皮質の変性
4．ギラン・バレー症候群―末梢神経の脱髄
5．筋萎縮性側索硬化症――脊髄側索の変性

問題14 誤っている組合せはどれか（MT国試）。

1．褐色萎縮――――――――肝ヘモジデローシス
2．アミロイド変性――――甲状腺髄様癌
3．乾酪壊死――――――――肺結核
4．融解壊死――――――――脳梗塞
5．類線維素性変性――――結節性動脈周囲炎

問題15 誤っている組合せはどれか（MT国試）。

1．褐色萎縮――――――――メラニン増加
2．混濁腫脹――――――――ミトコンドリア膨化

3．粘液変性――――――――印環細胞
4．融解壊死――――――――脳梗塞
5．痛　風――――――――尿酸塩沈着

問題16 誤っているのはどれか（MT国試）。
1．浸（滲）出液は蛋白濃度が高い。
2．肝硬変の腹水は漏出液である。
3．浮腫は細胞間液が増加した状態である。
4．低蛋白血症は浮腫の原因となる。
5．化膿性胸膜炎の胸水は漏出液であ。

問題17 剖検時，肝重量が減少しているのはどれか（MT国試）。
a　劇症肝炎
b　にくずく［うっ血］肝
c　脂肪肝
d　転移性肝癌
e　乙型肝硬変症
1. a、b　2. a、e　3. b、c　4. c、d　5. d、e

問題18 脾腫を示すのはどれか（MT国試）。
a　門脈圧亢進症
b　慢性骨髄性白血病
c　慢性膵炎
d　鉄欠乏性貧血
e　溶血性貧血
1. a、b、c　2. a、b、e　3. a、d、e　4. b、c、d　5. c、d、e

問題19 脾腫を示すのはどれか（MT国試）。
a　敗血症
b　前立腺肥大症
c　糖尿病
d　肝硬変
e　溶血性貧血
1. a、b、c　2. a、b、e　3. a、d、e　4. b、c、d　5. c、d、e

問題20 正しい組合せはどれか（MT国試）。
a　カルチノイド腫瘍―――粘膜下腫瘍
b　ウイルソン病――――肝硬変
c　グラヴィッツ腫瘍―――小児腎腫瘍
d　シモンズ病―――――副腎皮質過形成
e　キンメルスチール・ウイルソン症候群――糖尿病性腎症
1. a、b、c　2. a、b、e　3. a、d、e　4. b、c、d　5. c、d、e

問題21 肝硬変症に合併するのはどれか（MT国試）。
a　食道静脈瘤

b　十二指腸潰瘍
c　大腸憩室症
d　脾腫
e　腹水
1. a、b、c　2. a、b、e　3. a、d、e　4. b、c、d　5. c、d、e

問題22　誤っている組合せはどれか（MT国試）。
a　粥状硬化症――――アテローム板（斑）
b　糖尿病――――細動脈硬化
c　高安病――――大動脈および分岐部狭窄
d　川崎病――――グロムス腫瘍
e　マルファン症候群――静脈瘤
1. a、b　2. a、e　3. b、c　4. c、d　5. d、e

問題23　誤っている組合せはどれか（MT国試）。
1．肝硬変症――――ゴム腫
2．門脈圧亢進症――――脾腫
3．動脈硬化症――――粥腫
4．フィラリア症――――水腫（浮腫）
5．ヒストプラスマ症――肉芽腫

問題24　肝硬変症の合併症とその所見で正しい組み合わせはどれか。2つ選べ（MT国試）。
1．門脈圧亢進――――脾腫
2．食道静脈瘤――――喀血
3．肝細胞癌――――血中CEA高値
4．肝性脳症――――血中アンモニア増加
5．腹 水――――滲出液

問題25　誤っているのはどれか（Ns国試）。
1．遊離細胞のパパニコロー染色は炎症細胞の検出に用いられる。
2．鋭匙で掻爬する方法で採取した検体は細胞診に（も）用いられる。
3．性染色体検査には血液や口腔内側粘膜から採取した細胞を用いる。
4．実質臓器からの検体採取には針生検が用いられる（ことが多い）。

問題26　誤っているのはどれか（Ns国試）。
1．急性膵壊死では腹部の激痛を訴える。
2．慢性膵炎では膵石を伴うことが多い。
3．膵臓移植は自己融解を起こすので不可能である。
4．膵癌では黄疸が初発症状となることがある。

問題27　脳の病理について正しいのはどれか（Ns国試）。
a　多発性硬化症では脳室周辺部、視神経の脱髄が認められる。
b　ヘルペス脳炎は無菌性の脳の炎症である。
c　モヤモヤ病は脳の変性疾患に属する。
d　脳腫瘍は小児では天幕上に多く成人では天幕下に多い。

1. a、b　2. a、d　3. b、c　4. c、d

問題28 誤っている組合せはどれか（Ns国試）。

1．心室中隔欠損症---------肺高血圧症
2．特発性心筋症-----------うっ血性心不全
3．レイノー病-------------血栓性静脈炎
4．ホジキン病-------------免疫不全

問題29 正しいのはどれか（Ns国試）。

1．気管の粘膜上皮は重層扁平上皮である。
2．気管支粘膜は鞭毛で覆われている。
3．無気肺の呼吸機能は回復不可能である。
4．肺気腫は閉塞性換気障害を示す。

問題30 正しいのはどれか（Ns国試）。

1．アルツハイマー病では脳浮腫が認められる。
2．パーキンソン病では黒質の神経細胞が増加する。
3．脳腫瘍で一番多いのは髄膜腫である。
4．脳梗塞は脳動脈の閉塞によって起こる。

問題31 **誤っているのはどれか**（Ns国試）。

1．A型肝炎では肝硬変への移行が高率である。
2．肝硬変では消化管に静脈瘤を形成することが多い。
3．幽門狭窄は十二指腸潰瘍によるものが多い。
4．イレウスでは脱水症状を伴うことが多い。

問題32 誤っている組合せはどれか（Ns国試）。

1．尿崩症----------------------多　尿
2．褐色細胞腫----------------発作性高血圧
3．クッシング症候群-------満月様顔貌
4．甲状腺機能亢進症-------テタニー

問題33 疾患と誘因との組合せで誤っているのはどれか（Ns国試）。

1．虚血性心疾患-------------糖尿病
2．脳出血----------------------高血圧
3．大腸癌----------------------食物線維
4．脂肪肝----------------------過剰栄養

問題34 蛋白尿について誤っているのはどれか（Ns国試）。

1．尿蛋白は血漿由来である。
2．原因は尿細管の再吸収障害である。
3．ネフローゼ症候群の尿蛋白はアルブミンである。
4．多発性骨髄腫の尿蛋白はグロブリンである。

問題35 腸の疾患について誤っているのはどれか（Ns国試）。

1．潰瘍性大腸炎では血便を伴う下痢を来す。
2．クローン病では腸管壁が肥厚する。
3．大腸ポリープは胃ポリープに比べ癌化しやすい。
4．大腸癌は下行結腸に好発する。

問題36 誤っているのはどれか（Ns国試）。

1．伝染性単核球症では全身のリンパ節が腫大する。
2．ホジキン病ではリンパ節にリードシュテルンベルグ細胞がみられる。
3．悪性リンパ腫はワルダイエル輪にも発生する。
4．粟粒結核では肺内リンパ節が粟粒大に腫脹する。

予想解答

2. 細胞傷害（退行性変化）

問題1：(3)	問題2：(4)	問題3：(4)	問題4：(3)	問題5：(3)	問題6：(5)
問題7：(3)	問題8：(4)	問題9：(1)	問題10：(3)	問題11：(3)	問題12：(1)

3. 異常物質の沈着（代謝障害）

問題1：(3)	問題2：(4)	問題3：(4)	問題4：(3)	問題5：(5)	問題6：(4)
問題7：(4)	問題8：(5)	問題9：(5)	問題10：(3)	問題11：(2)	問題12：(5)
問題13：(5)	問題14：(4)	問題15：(5)	問題16：(5)	問題17：(2)	問題18：(1)
問題19：(5)	問題20：(4)	問題21：(2)	問題22：(4)		

4. 循環障害

問題1：(e)	問題2：(3)	問題3：(1)	問題4：(2)	問題5：(1)	問題6：(1)
問題7：(3)	問題8：(4)	問題9：(4)	問題10：(5)	問題11：(1)	問題12：(4)
問題13：(5)	問題14：(4)	問題15：(4)	問題16：(4)	問題17：(1)	問題18：(5)
問題19：(2)	問題20：(3)	問題21：(1)	問題22：(3)	問題23：(2)	問題24：(1)
問題25：(5)	問題26：(1)	問題27：(5)	問題28：(3)	問題29：(5)	問題30：(2)
問題31：(1)	問題32：(2)				

5. 腫瘍

問題1：(e)	問題2：(3)	問題3：(1)	問題4：(5)	問題5：(2)	問題6：(1)
問題7：(2)	問題8：(4)	問題9：(4)	問題10：(3)	問題11：(3)	問題12：(5)
問題13：(5)	問題14：(4)	問題15：(4)	問題16：(5)	問題17：(3)	問題18：(1)
問題19：(5)	問題20：(4)	問題21：(4)	問題22：(2)	問題23：(1)	問題24：(4)
問題25：(2,4)	問題26：(1)	問題27：(3)	問題28：(4)	問題29：(4)	問題30：(2)
問題31：(3)	問題32：(5)	問題33：(4)	問題34：(4)	問題35：(4)	問題36：(4)
問題37：(4)	問題38：(5)	問題39：(5)	問題40：(3)	問題41：(2)	問題42：(5)
問題43：(2)	問題44：(3)	問題45：(3)	問題46：(1)	問題47：(3)	問題48：(2)
問題49：(3)	問題50：(1)	問題51：(4)	問題52：(3)	問題53：(1)	問題54：(2)
問題55：(3)	問題56：(3)	問題57：(2)	問題58：(4)	問題59：(1)	問題60：(3)
問題61：(2)	問題62：(2)	問題63：(3)	問題64：(2)		

6. 先天性異常

問題1：(3)	問題2：(3)	問題3：(4)	問題4：(5)	問題5：(2)	問題6：(1)
問題7：(3)	問題8：(2)	問題9：(5)	問題10：(2)	問題11：(5)	

7. 老化

問題1：(4)	問題2：(3)	問題3：(4)

8. 細胞成長の異常

問題1：(1)　問題2：(1)　問題3：(5)　問題4：(1)　問題5：(3)　問題6：(1)
問題7：(7)

9. 傷害組織の修復

問題1：(4)　問題2：(4)　問題3：(2)　問題4：(5)　問題5：(1)

10. 炎症、感染症

問題1：(3)　問題2：(e)　問題3：(d)　問題4：(4)　問題5：(1)　問題6：(5)
問題7：(5)　問題8：(1)　問題9：(2)　問題10：(2)　問題11：(4)　問題12：(2)
問題13：(4)　問題14：(3)　問題15：(3)　問題16：(5)　問題17：(4)　問題18：(1)
問題19：(4)　問題20：(3)　問題21：(3)　問題22：(2)　問題23：(3)　問題24：(4)
問題25：(4)　問題26：(2)　問題27：(2)　問題28：(4)　問題29：(1)　問題30：(4)
問題31：(3)　問題32：(2)　問題33：(4)　問題34：(5)　問題35：(1)　問題36：(1)
問題37：(4)　問題38：(3)　問題39：(2)　問題40：(4)　問題41：(4)　問題42：(1)
問題43：(2)　問題44：(3)　問題45：(3)

11. 免疫異常

問題1：(4)　問題2：(3)　問題3：(5)　問題4：(5)　問題5：(1)　問題6：(3)
問題7：(3)　問題8：(1)　問題9：(1)　問題10：(0)　問題11：(5)　問題12：(5)
問題13：(4)　問題14：(2)　問題15：(3)

12. 混合問題

問題1：(2)　問題2：(4)　問題3：(4)　問題4：(3)　問題5：(5)　問題6：(2)
問題7：(5)　問題8：(1)　問題9：(3)　問題10：(2)　問題11：(3)　問題12：(4)
問題13：(2)　問題14：(1)　問題15：(1)　問題16：(5)　問題17：(2)　問題18：(2)
問題19：(3)　問題20：(2)　問題21：(3)　問題22：(5)　問題23：(1)　問題24：(1,4)
問題25：(1)　問題26：(3)　問題27：(1)　問題28：(3)　問題29：(4)　問題30：(4)
問題31：(1)　問題32：(4)　問題33：(3)　問題34：(2)　問題35：(4)　問題36：(4)

索　　引

【か行】

【さ行】

子宮・卵巣の萎縮 ……………… 49
糸球体腎炎 …………………………… 60
自己DNA ……………………………… 61
自己免疫疾患 ………… 10, 57, 61
自己免疫性甲状腺炎 ………… 61
自己免疫性溶血性貧血 ……… 61
自死 ………………………………… 25
脂質代謝異常 …………………… 15
脂質蓄積症 ……………………… 43
ジストロフィン蛋白 ………… 43
自然免疫 ………………………… 57
湿性壊疽 ………………………… 25
疾病と疾患 ……………………… 8
紫斑病 …………………………… 29
脂肪肝 …………………………… 13
脂肪腫 ……………………… 36, 38
脂肪塞栓症 ……………………… 33
脂肪組織 ………………………… 36
脂肪肉腫 ………………………… 38
脂肪斑 …………………………… 16
脂肪変性（変化） ……………… 13
充血 ………………………… 27, 55
重鎖（H） ………………………… 58
蓚酸結石 ………………………… 22
十二指腸閉鎖 …………………… 47
重複 ……………………………… 47
重複子宮 ………………………… 47
重複尿管 ………………………… 47
手術後血栓症 …………………… 10
樹状細胞 ………………………… 58
腫脹（急性炎の） ……………… 57
出血 ……………………………… 29
出血傾向 ………………………… 29
出血性梗塞 ……………………… 34
出血性素因 ……………………… 29
授乳期乳腺の肥大 ……………… 51
腫瘍の定義 ……………………… 35
腫瘍壊死因子TNF ……………… 58
腫瘍塞栓症 ……………………… 33
主要組織適合抗原 ……………… 61
腫瘍の分類 ……………………… 36
腫瘍免疫 ………………………… 60
腫瘍抑制遺伝子 ………………… 41
循環障害 ………………………… 26
漿液性炎症 ……………………… 55
傷害組織の修復 ………………… 52
消化管癌の進行 ………………… 39
常染色体 ………………………… 43
小頭症 …………………………… 45
上皮 ……………………………… 36
上皮組織の化生 ………………… 51
上皮内癌 ………………………… 40
漿膜・中皮細胞 ………………… 37
静脈瘤 …………………………… 32
消耗性萎縮 ……………………… 12
褥瘡 ……………………………… 12
食道・気管瘻 …………………… 47
食道静脈瘤 ……………………… 29
植物状態（人間） ……………… 26
女性に多い疾患 ………………… 10
ショック（過程） ……………… 34
ショック死 ……………………… 30
自律的過剰増殖 ………………… 35
腎癌 ……………………………… 10
心奇形 …………………………… 45
真菌 ……………………………… 60
心筋褐色萎縮 …………………… 49
心筋梗塞 10, 18, 23, 24, 34, 35, 49
心筋細胞 ………………………… 52
真菌症 …………………………… 57
心筋肥大 ………………………… 52
神経性ショック ………………… 34
神経組織 ………………………… 37
心原性ショック ………………… 35
進行癌 …………………………… 39
腎梗塞 …………………………… 34
滲出過程 ………………………… 54
滲出性炎症 ……………………… 55
腎性くる病 ……………………… 22
新生児黄疸 ……………………… 19
真性ショック …………………… 34
新生物 …………………………… 35
心臓死 …………………………… 26
心臓喘息 ………………………… 28
腎臓・脾臓梗塞 ………………… 23
心タンポナーデ ………………… 30
心嚢内出血 ……………… 30, 35
心肥大と萎縮 …………………… 49
じんま疹 ………………………… 59
水腫 ……………………………… 30
水腫性腫脹 ……………………… 13
水腎症 …………………………… 12
膵臓 ……………………………… 19
膵臓癌 …………………………… 50
膵臓ランゲルハンス島 ……… 17
水頭症 …………………………… 45
膵頭部癌 ………………………… 19
髄膜炎菌 ………………………… 55
髄膜瘤と脊髄瘤 ………………… 46
頭蓋内出血 ……………………… 30
精細管の萎縮 …………………… 49
成人T細胞白血病ウイルス …… 42
性染色体 ………………… 43, 44
生体防御反応 …………………… 54
生体構成レベル ………………… 62
青銅色糖尿病 …………………… 21
生物的傷害 ……………………… 9
性ホルモン ……………………… 42
性ホルモンアンバランス …… 49
生理活性物質 …………… 56, 58
生理的萎縮 ……………………… 12
生理的肥大 ……………………… 51
脊髄瘤 …………………… 45, 46
脊椎圧迫骨折 …………………… 50
石灰化 …………………………… 51
赤血球沈降速度の亢進 ……… 57
接触性皮膚炎 …………………… 60
セロトニン ……………………… 58
線維化 …………………………… 53
線維芽細胞 ……………… 37, 53
線維腫 …………………………… 36
腺癌 ……………………… 36, 37
前癌性病変 ……………………… 40
潜函病 …………………………… 33
栓子 ……………………………… 33
腺腫 ………………… 36, 37, 42
腺上皮 …………………………… 52
染色体 …………………………… 62
染色体異常 ……………… 43, 45
全身性エリトマトーデス（SLE）
…………………………… 10, 60, 61
善玉コレステロール ………… 16
先天性異常 ……………………… 43
先天性代謝異常症 ……………… 43
先天性風疹症候群 ……………… 45
先天性免疫不全 ………………… 60
前立腺癌 ………………………… 50
前立腺肥大 ……………… 49, 50, 52

早期癌（消化管）………………… 39
相互転座 ……………………… 43
創傷 …………………………… 53
創傷の修復 …………………… 52
総胆管 ………………………… 19
相同染色体 …………………… 41
足指皮膚の乾性壊疽 ………… 25
塞栓（症）…………………… 33, 34
塞栓症の経路 ………………… 33
続発症（病気の）…………………… 8
続発性高脂血症 ……………… 15
鼠径リンパ肉芽腫 …………… 57
組織球 ………………………… 55
組織内浸透圧 ………………… 31
組織のタイプ ………………… 36
蘇生点 ………………………… 26
粗面小胞体 …………………… 13

【た行】
ターナー症候群 ……………… 43
ダイオキシン（類）………… 42, 45
胎児性幹細胞 ………………… 52
胎児性水俣病 ………………… 45
胎児赤芽球症 ………………… 19
代謝障害 ……………… 10, 19～20
代償性肥大 …………………… 52
大腿骨頸部骨折 ……………… 50
大腸癌 ………… 35, 37, 39, 41, 50
大腸癌の転移経路 …………… 39
大腸癌の発生過程 …………… 42
大腸菌 ………………………… 35
多遺伝子遺伝形式 …………… 43
大量出血 ……………………… 30
ダウン症候群 ……………… 43, 44
多核巨細胞化 ………………… 56
多核白血球 …………………… 55
多結節状肥大 ……………… 49, 50
多段階発癌説 ………………… 40
多段階発癌説のモデル ……… 41
脱顆粒（肥満細胞の）………… 59
脱水（血栓関連）……………… 32
タバコ ……………………… 42, 51
多発梗塞性痴呆 ……………… 48
多発性骨髄腫 ………………… 14
WHO健康定義 ………………… 7
W. B. キャノン ………………… 7
胆管 …………………………… 19
単球 …………………………… 55
胆汁酸 ………………………… 42
胆汁性肝硬変 ………………… 19
男性化 ………………………… 45
男性に多い疾患 ……………… 10
胆石（症）……………… 10, 19, 22
胆道癌 ………………………… 19
胆嚢 …………………………… 19
胆嚢癌 ………………………… 10
蛋白分解酵素 ………………… 55
小さい異物 …………………… 54
小さい腺腫 …………………… 42
遅延型アレルギー反応　56, 59～61
遅延型過敏反応T細胞 ………… 57
蓄膿 …………………………… 56
中隔子宮 ……………………… 47
中枢神経奇形 ………………… 45
中枢神経細胞 ………………… 52
中枢神経性奇形 ……………… 45
中性脂肪 ……………………… 15
腸肝循環 ……………………… 19
腸管の壊疽 …………………… 25
直接型ビリルビン …………… 19
沈下性肺炎 …………………… 49
鎮静剤 ………………………… 42
痛風 …………………………… 14
痛風結節 ……………………… 14
ツベルクリン反応 …………… 60
DNA修復遺伝子 ……………… 41
T細胞（リンパ球）
……………… 55, 56, 57, 58, 59, 60
低カルシウム血症 …………… 22
低血糖 ………………………… 17
低血量性ショック …………… 35
低蛋白血症 …………………… 31
低比重リポ蛋白 ……………… 16
適応の失敗 ……………………… 7
鉄欠乏性貧血 ………………… 10
鉄剤連用 ……………………… 21
鉄代謝異常 …………………… 20
鉄代謝経路 ………………… 19, 21
デュシェンヌ型筋ジストロフィー 43
転移（悪性腫瘍の）…………… 39
電気（外因）…………………… 9
点状出血 ……………………… 29
糖化 …………………………… 18
同化作用 ……………………… 12
糖原 …………………………… 17
糖原病 ………………………… 43
糖質代謝異常 ………………… 17
同種移植 ……………………… 61
疼痛（急性炎の）……………… 57
糖尿病 ………………… 15, 17, 61
糖尿病性腎症（糸球体硬化症）　18
糖尿病性微小血管症 ………… 18
糖尿病性網膜症 ……………… 18
動脈（アテローム）硬化症
……………… 10, 16, 18, 32, 34, 49
動脈硬化性萎縮腎 …………… 49
動脈通過障害と梗塞 ………… 34
動脈瘤 ……………………… 12, 32
特殊性炎症 …………………… 56
毒物（奇形・炎症関連）…… 45, 54
吐血 …………………………… 30
突然変異（遺伝子）…………… 45
トランスフェリン蛋白 ……… 21
貪食（マクロファージ、好中球）
……………………………54, 58

【な行】
内因 ……………………………… 9
内分泌攪乱物質 ……………… 45
ナチュラル・キラー細胞 …… 57
II型アレルギー …………… 59, 61
肉芽化 ………………………… 53
肉芽腫（形成過程）………… 56, 60
肉芽腫性炎症 ………………… 56
肉芽組織 …………………… 52, 53
肉腫 ………………………… 36, 38
二次性ショック …………… 34, 35
二次性痛風 …………………… 14
21トリソミー ……………… 43, 44
二段階発癌過程 ……………… 41
二分脊椎 …………………… 45, 46
乳頭腫 ………………………… 36
尿管（尿路）結石 ………… 12, 22
尿酸結石 ……………………… 22
尿道下裂 ……………………… 47
尿道狭窄 ……………………… 52
猫ひっかき病 ………………… 57
ネフローゼ（症候群）　15, 18, 31, 61

年齢（内因） …… 10
膿 …… 55
脳萎縮 …… 47
膿胸 …… 56
脳血管性痴呆 …… 48
脳梗塞 …… 23, 25, 34, 49
脳死（状態） …… 26
脳出血 …… 10
脳塞栓症 …… 33
脳動脈アテローム硬化 …… 49
脳軟化症 …… 23
脳の乏血 …… 34
農薬（発癌物質） …… 42
膿瘍 …… 56

【は行】

肺壊疽 …… 25
肺炎 …… 54
肺炎双球菌 …… 55
肺癌 …… 10, 35, 50
肺結核の乾酪壊死（病巣）… 23, 24
敗血症 …… 57
敗血症性ショック …… 35
肺梗塞 …… 33
肺塞栓症 …… 33
梅毒（トレポネーマ） … 23, 56, 57
排膿 …… 56
バイパス循環 …… 29
肺扁平上皮癌 …… 51
廃用萎縮 …… 12
白子症 …… 20
橋本病 …… 10, 61
バセドウ病 …… 10, 52
破綻性出血 …… 29
発癌と化生 …… 51
発癌イニシエーター …… 42
発癌因子 …… 40
発癌に関わる遺伝子変化 …… 41
発癌のメカニズム …… 40
発癌プロモーター …… 42
白血病 …… 14, 29, 36
発生異常 …… 47
発生母細胞・組織（腫瘍） …… 36
発熱（急性炎の） …… 57
発病頻度 …… 8
発病メカニズム …… 8
馬蹄腎 …… 47
鼻アレルギー …… 59
鼻風邪 …… 55
鼻カタル …… 55
パラトルモン …… 22
バルトネラ・ヘンシレ感染 … 57
汎血球減少症 …… 29
瘢痕化 …… 53
瘢痕形成 …… 53
播種（転移） …… 39
播種性血管内凝固症候群 …… 32
反復輸血 …… 21
Ph[1]染色体 …… 43
B型血友病 …… 30
p53遺伝子 …… 42
p53腫瘍抑制遺伝子 …… 42
B細胞（リンパ球） … 55, 57, 58, 59
脾うっ血腫大 …… 29
脾梗塞 …… 34
非自己（Not-self） …… 57, 61
皮質ホルモン …… 20
微小梗塞 …… 49
微小循環系 …… 27, 28, 31
（微小）浸潤癌 …… 40
非上皮組織 …… 37
非上皮組織の化生 …… 51
ヒスタミン …… 54, 58, 59
脾臓 …… 19
肥大 …… 51
ビタミンC欠乏 …… 30
ビタミンD作用 …… 21
ヒトパピローマウイルス …… 42
被爆事故 …… 45
皮膚の創傷治癒 …… 53
被包化（異物処理） …… 54
非抱合型ビリルビン …… 18
肥満 …… 13, 42
肥満細胞 …… 54, 55, 58, 59
病因 …… 8
病気の経過と結果 …… 8
病気の性差 …… 10
病気の定義 …… 7
病原性微生物 …… 54
病的素因 …… 10
病的肥大 …… 52
病理像 …… 8
日和見感染 …… 60
ビリルビン …… 18, 19
ビリルビン石灰石 …… 22
ビリルビン代謝過程 …… 19
貧血 …… 30
貧血性梗塞 …… 33
ファーター乳頭 …… 19
フィブリン形成 …… 31
フィラデルフィア染色体 …… 43
風疹 …… 45
フェニールアラニン …… 20
フェニールアラニン水酸化酵素 20
フェニールケトン尿症 …… 20, 43
フェリチン …… 19, 21
フェリチン―トランスフェリン系 …… 21
副甲状腺 …… 22
副腎髄質ホルモン …… 20
副腎皮質刺激ホルモン …… 20
副腎皮質ホルモン …… 45
腹水 …… 29, 30
浮腫 …… 30
不整脈 …… 35
付属粘液腺 …… 55
物質の出入り（微小循環系） … 31
物理的刺激（起炎性） …… 54
物理的傷害（起炎性） …… 9
ブドウ球菌 …… 55
プリン塩基 …… 14
古い出血 …… 21
プロスタグランディン …… 55
分化型胃腺癌 …… 51
分離不全（奇形） …… 47
平滑筋 …… 37, 52
平滑筋腫 …… 36, 38
平滑筋肉腫 …… 36
閉鎖（奇形） …… 47
閉鎖不全（奇形） …… 46
閉塞性黄疸 …… 19
βアミロイド …… 48
β細胞 …… 17
β2ミクログロブリン …… 14
ベッカー型筋ジストロフィー … 43
ヘム …… 19
ヘモグロビン …… 18, 19
ヘモクロマトーシス …… 21

ヘモジデリン（症）…………19, 21
ヘモデリン…………19
ヘルパーT細胞…………57, 58, 61
ヘルペスⅡ型ウイルス…………42
変形性関節症（炎）…………49
変性…………13
扁平上皮癌…………36, 37
扁平上皮細胞…………36
保因者…………43
蜂巣炎…………55
蜂窩織炎…………55, 56
乏血…………23, 34
抱合型ビリルビン…………19
膀胱癌…………10
膀胱壁筋層肥大…………49, 50, 52
放射線…………9, 40, 42, 45
傍側循環…………29
胞胚期…………46
ボーエン病…………40
ほくろ…………20
補体…………58, 59
ボタロー管開存…………47
発赤…………27, 57
ホメオスタシス…………7
ポリープ…………37
ホルモン（奇形）…………45
ホルモン失調ないし過剰…………52
ホルモン性肥大…………52
本態性高脂血症…………15

【ま行】

マクロファージ…………53, 55, 58
マクロファージの活性化 56, 59, 60
マクロファージの集塊…………56
末梢神経の再生…………52
慢性胃炎…………51
慢性炎症…………55, 57
慢性経過…………8
慢性骨髄性白血病…………43
慢性刺激（化生）…………51
ミイラ化…………25
三日はしか…………45
ミトコンドリア傷害…………13
未分化癌…………36
無為萎縮…………12
無機質代謝異常…………21
無機物質（異物炎）…………57
無形成…………47
無肢症…………45
無脳症…………45, 47
メズサの頭…………29
メチシリン耐性黄色ブドウ球菌 60
メッケル憩室…………47
メラニン代謝異常…………19
メラニン代謝の調節…………20
メラノーマ…………20
メラノサイト…………20
メラノサイト刺激ホルモン…20
メラノソーム…………20
免疫…………57
免疫介助細胞と物質…………58
免疫過敏反応…………54
免疫グロブリン（Ig）…………55, 58
免疫担当細胞…………58
免疫反応…………58
免疫複合体…………59
免疫複合体型アレルギー…59, 61
免疫不全…………60
メンデル遺伝…………43
毛細胆管…………19
毛細血管腫…………37
毛細血管の静脈圧…………31
毛細血管壁透過性…………30, 31
網膜芽細胞腫…………41, 43
網膜芽細胞腫抑制遺伝子…………41
門脈圧亢進…………29

【や行】

薬害…………45
薬物…………9, 45, 54
薬物アレルギー…………59
薬物性肝傷害…………19
火傷…………35, 54
融解（液化）壊死…………23, 34
有機塩素系化合物…………45
有機水銀…………45
有効循環血液量…………34
融合不全（奇形）…………47
遊離脂肪酸…………15
遊離鉄（Fe^{+++}）…………21
癒着（奇形）…………47
溶血性黄疸…………19
溶血性貧血…………19, 21, 59
葉酸拮抗剤…………45
溶連菌感染…………57
予後…………8
Ⅳ型アレルギー…………59, 60, 61
47XXY…………43

【ら行】

癩…………57
ラングハンス巨細胞…………56
リウマチ…………14
リウマチ皮下結節…………57
リポ蛋白…………16
リポフスチン…………12
良性腫瘍…………35, 36
緑色偏光性…………14
燐酸結石…………22
リン脂質…………15
臨床像…………8
リンパ液…………26, 58
リンパ球（種類と働き）…………57, 58
リンパ行性転移…………40
リンパ循環システム…………27
リンパ節（細胞）…………27, 37
リンフォカイン 56, 58, 59, 60, 61
類上皮細胞化…………56
レシピエント…………61
レセプター…………60
レンサ球菌…………55
老化…………47
瘻孔…………56
漏出性出血…………29
老人性萎縮…………12, 47
老人性萎縮腎…………49
老人性骨粗鬆症…………50
老人性痴呆…………48
老人性肺炎…………49
老人性肺気腫…………49
老人斑…………48

■著者紹介
伊藤　慈秀（いとう　じしゅう）

1965年3月　鳥取大学医学部大学院博士課程（病理学）修了
1965年6月～1968年7月　米国留学
1968年8月～1972年3月　国立松山病院および松山赤十字病院検査科勤務
1972年4月～2000年3月　川崎医科大学助教授・教授、川崎病院病理部長・顧問
2000年4月～　川崎医科大学名誉教授
1995年4月～2005年3月　川崎医療福祉大学教授

主な著書
『ひとりで学べる医学英語』（広川書店、1993年）
『ドーランド図説医学大辞典』（広川書店、1998年）

新版　病理学総論
— 医療系学生のための疾病学入門 —

2001年 6 月10日　初版第 1 刷発行
2003年 3 月30日　新版第 1 刷発行
2008年 4 月10日　新版第 3 刷発行

■著　　者——伊藤慈秀
■発 行 者——佐藤　守
■発 行 所——株式会社大学教育出版
〒700-0953　岡山市西市855-4
電話(086)244-1268㈹　FAX(086)246-0294
■印刷製本——サンコー印刷㈱
■装　　丁——ティーボーンデザイン事務所

ISBN978－4－88730－517－5